元·沙图穆苏◎著

宋白杨◎校注

瑞竹堂经验方

（第二版）

医非物质文化遗产临床经典读本

第一辑

U0297155

中国健康传媒集团
中国医药科技出版社

图书在版编目（CIP）数据

瑞竹堂经验方 /（元）沙图穆苏著；宋白杨校注 . —2 版 . —北京：中国医药科技出版社，2019.7（2024.9重印）

（中医非物质文化遗产临床经典读本）

ISBN 978-7-5214-0854-6

Ⅰ . ①瑞⋯　Ⅱ . ①沙⋯ ②宋⋯　Ⅲ . ①验方－中国－古代　Ⅳ . ① R289.347

中国版本图书馆 CIP 数据核字（2019）第 036192 号

美术编辑　陈君杞
版式设计　也　在

出版　**中国健康传媒集团** | 中国医药科技出版社

地址　北京市海淀区文慧园北路甲 22 号

邮编　100082

电话　发行：010 – 62227427　邮购：010 – 62236938

网址　www.cmstp.com

规格　880 × 1230mm $\frac{1}{32}$

印张　4 $\frac{1}{8}$

字数　86 千字

初版　2012 年 1 月第 1 版

版次　2019 年 7 月第 2 版

印次　2024 年 9 月第 2 次印刷

印刷　北京侨友印刷有限公司

经销　全国各地新华书店

书号　ISBN 978-7-5214-0854-6

定价　**15.00 元**

获取新书信息、投稿、为图书纠错，请扫码联系我们。

《瑞竹堂经验方》，十五卷。元·沙图穆苏（萨里弥实）著。成书于元泰定元年（1323年）。萨氏任职江西建昌太守期间，致力于考订名家方书，博采经验良方，积集前人应用而有实效者，以及当时医家、病家试用屡效的单方、验方，加以分门别类，编撰成书。本书分为诸风、心气痛、疝气、积滞、痰饮、喘嗽、羡补、头面、口眼耳鼻、发齿、咽喉、杂治、疮肿、妇女、小儿共15门，采方310余首。原书早佚，清乾隆年间编修《四库全书》自《永乐大典》中辑录有关内容，厘为五卷、二十四门，共载医方一百八十余首。

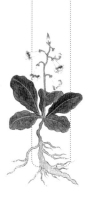

内
容
提
要

《中医非物质文化遗产临床经典读本》

编 委 会

出版者的话

　　中国从有文献可考的夏、商、周三代，就进入了文明的时代。中国人认为自己是炎黄的子孙，若以此推算，中国的文明史可以追溯到五千年前。中华民族崇尚自然，形成了"天人合一"的信仰，中医学就是在这种信仰的基础上产生的一种传统医学。

　　中医的起源可以追溯到炎帝、黄帝时期，根据考古、文献记载和传说，炎帝神农氏发明了用药物治病，黄帝轩辕氏创造脏腑经脉知识，炎帝和黄帝不仅是中华民族的始祖，也是中医的缔造者。

　　大约在公元前1600年，商代的伊尹发明了用"汤液"治病，即根据不同的证候把药物组合在一起治疗疾病，后世称这种"汤液"为"方剂"，这种治病方法一直延续到现在。由此可见，中华民族早在3700多年前就发明了把各种药物组合为"方剂"治疗疾病，实在令人惊叹！商代的彭祖用养生的方法防治疾病，中国人重视养生的传统至今深入民心。根据西汉司马迁《史记》的记载，春秋战国时期的秦越人扁鹊善于诊脉和针灸，西汉仓公淳于意善于辨证施治。这些世代传承积累的医药知识，到了西汉时期已蔚为大观。汉文帝下诏命刘向等一批学者整理全国的图书，整理后的图书分为六大类，即六艺、诸子、诗赋、兵书、术数、方技，方技即医学。刘向等校书，前后历时27年，是对中国历史文献最为壮观的结集、整理、研究，真正起到了上对古人、下对子孙后代的承前启后的作用。后之学者，欲考中国学术的源流，可以此为纲鉴。

这些记载各种医学知识的医籍，传之后世，被遵为经典。医经中的《黄帝内经》，记述了生命、疾病、诊疗、药物、针灸、养生的原理，是中医学理论体系形成的标志。这部著作流传了2000多年，到现在，仍被视为学习中医的必读之书，且早在公元7世纪，就传播到了周边一些国家和地区，近代以来，更是被翻译成多种语言，在世界许多国家广泛传播。

经方医籍中记载了大量以方治病和药物的知识，其中有《汤液经法》一书，相传是伊尹所作。东汉时期，人们把用药的知识编纂为一部著作，称《神农本草经》，其中记载了365种药物的药性、产地、采收、加工和主治等，是现代中药学的起源。中国历代政府重视对药物进行整理规范，著名的如唐代的《新修本草》、宋代的《证类本草》，到了明代，著名医学家李时珍历经30余年研究，编撰了《本草纲目》一书，在世界各国产生了广泛影响。

东汉时期的张仲景，对医经、经方进行总结，创造了"六经辨证"的理论方法，编撰了《伤寒杂病论》，成为中医临床学的奠基人，至今仍是指导中医临床的重要文献。这部著作早在公元700年左右就传到日本等国家和地区，一直受到重视。

西晋时期，皇甫谧将《素问》《针经》和《黄帝明堂经》进行整理，编纂了《针灸甲乙经》，系统地记录了针灸的理论与实践，成为学习针灸的经典必读之书，一直传承到现在。这部著作也被翻译成多种语言，在世界各地广泛传播。

中医学在数千年的发展历程中，创造积累了丰富的医学理论与实践经验，仅就文献而言，保存下来的中医古籍就有1万余种。中医学独特的思想与实践，在人类社会关注健康、重视保护文化多样性和非物质文化遗产的背景下，显现出更加旺盛的生命力。

中医药学与中华民族所有的知识一样，是"究天人之际"的学问，所以，中国的学者们信守着"究天人之际，通古今之变，成一家之言"的至理。《素问·著至教论篇》记载黄帝与雷公讨论医道说："而道，上知天文，下知地理，中知人事，可以长久。以教众庶，亦不疑殆。医道论篇，可传后世，可以为宝。"这段话道出了中医学的本质。中医是医道，医道是文化、是智慧，《黄帝内经》中记载的都是医道。医道是究天人之际的学问，天不变，道亦不变，故可以长久，可以传之后世，可以为万世之宝。

医道可以长久，在医道指导下的医疗实践，也可以长久。故《黄帝内经》中的诊法、刺法可以用，《伤寒论》《金匮要略》《备急千金要方》《外台秘要》的医方今天亦可以用，《神农本草经》《证类本草》《本草纲目》的药今天仍可以用。

或许要问，时间太久了，没有发展吗？不需要创新吗？其实，求新是中华民族一贯的追求。如《礼记·大学》说："苟日新，日日新，又日新。"清人钱大昕有一部书叫《十驾斋养新录》，他以咏芭蕉的诗句解释"养新"之义说："芭蕉心尽展新枝，新卷新心暗已随，愿学新心养新德，长随新叶起新知。"原来新知是"养"出来的。

中华民族"和实生物，同则不继"的思想智慧，与当今国际社会提出的保护和促进文化多样性、保护人类的非物质文化遗产的需求相呼应。世界卫生组织2000年发布的《传统医学研究和评价方法指导总则》中，将"传统医学"定义为"在维护健康以及预防、诊断、改善或治疗身心疾病方面使用的各种以不同文化所特有的理论、信仰和经验为基础的知识、技能和实践的总和"，点明了文化是传统医学的根基。习近平总书记深刻指出："中医药学是中国古代科学的瑰宝，也是打开中华文明宝库的钥匙。"这套丛书的整理出版，也是为了打磨好中医药学这把钥匙，以期打开中华文明这个宝库。

希望这套书的再版，能够带您回归经典，重温中医智慧，获得启示，增添助力！

中国医药科技出版社

2019 年 6 月

校注说明

《瑞竹堂经验方》，十五卷。元·沙图穆苏著。成书于元泰定元年（1323 年）。

沙图穆苏，一作萨里弥实。字谦斋，号竹堂。元代人，里居未详，尝以御史出任建昌太守，精医道，著有《瑞竹堂经验方》十五卷，刊行于世。

据《中国中医古籍总目》，该书现存版本有明成化 10 年甲午（1474 年）鳌峰熊氏种德堂刻本、日本宽政 7 年乙卯（1795 年）缮生药室活字本、清光绪 4 年戊寅（1878 年）丁氏当归草堂刻本（五卷）、清贞节堂抄本、四库全书本等。本次整理以日本宽政 7 年乙卯（1795 年）缮生药室活字本为底本（简称底本），以《珍版海外回归中医古籍丛书》（简称海外回归本）和清光绪 4 年戊寅（1878 年）丁氏当归草堂刻本（简称当归草堂本）为校本，同时参考 1982 年人民卫生出版社《重订瑞竹堂经验方》。本次整理尽量保存了底本的原貌，对于校本与底本不同之处不妄加增删，以校注的方式注明，以供读者审定。另外为便于读者阅读，凡原文中表示文字位置的"右""左"，一律改为"上""下"，不出校记。原书的中药名改成现代通用名，例如"斑猫"改"斑蝥"，"真珠"改"珍珠"，"仙灵皮"改"仙灵脾"，"白芨"改"白及"，"五苓脂"改"五

1

灵脂"，"黄耆"改"黄芪"，"葫芦巴"改"胡芦巴"，"青箱子"
改"青葙子"。

校注者

2011 年 9 月

序 一

　　曩予诵范文正公良相良医之言，未尝不敛衽嘉叹，何则？良相辅弼元首，佐治邦政，兴利除害，选贤任能，使人乐其业，而其仁之见诸事者，足以泽被四海。良医导人百脉，疗理百症，脱疴起痼，斡元气而开寿域，使人安其生，而其仁之蕴诸心者，亦足以被及万姓。盖出处之辙虽殊，而吾人之心则一。君子不可斯须而忘吾仁，则吾仁之在天下，不可胜用矣！谦斋萨公，志文正之志，学文正之学，初以轻车埋轮，绣文直指，所及奸贪破胆，而生灵莫安，由柏垣而登薇府，一以是心，民以是厚，兹守建昌，殆将小试龚黄事业，为异日姚宋良相之效，公乎世哉！然公犹以为未尽，而考订名家方书及游宦博采以经验诸方，分门别类，为一十五卷，锓梓郡庠，题曰《瑞竹堂经验方》，将以传之万世。噫！如公之仁，可为至矣！予故序诸篇端，俾人诵兹集书者，不惟知公之心良于医，又当知公之志良于相，二者皆自其仁心中之流溢也欤。

时泰定丙寅九月望日关中王都中序

序　二

临川吴澄幼清撰

人有恒言，看方三年，无病可治，治病三年，无药可疗，斯言何谓也？谓病之有方不难，而方之有验为难也。

盱江郡侯历仕风宪民社，爱人一念随遇而见，有仁心，有仁闻，人之被其惠泽者，奚越百千万，而莅官余暇，犹注意于医药方书之事，每思究病之所由起，审药之所宜用，或王公贵人之家，或隐逸高人之手，所授异方，率《和剂》《三因》《易简》等书之未载，遇有得必谨藏之，遇有疾必谨试之，屡试屡验，积久弥富。守盱之日，进一二医流相与订正，题曰《瑞竹堂经验方》。爰锓诸木，以博其施，一皆爱人之仁所寓也。既仁之以善政，复仁之以善药，孰有能如侯之仁者哉！噫！世之医方甚繁，用之辄效者盖鲜，今之所辑悉已经验，则非其他方书所可同也。侯者沙图穆苏，瑞竹堂者，往时侯插竹为樊，竹再生根，遂生枝叶，人以为瑞，而侯以扁其堂云。

上序一篇抄自《文正公集》，中谦斋之名及瑞竹所以名堂得之而始明，流传诸本并失载，盖阙典也，癸丑人日丹波元简识。

目 录

❀ 卷一 诸风门

卷二 心气痛门

卷三 小肠疝气门

❧ 卷四 积滞门

❧ 卷五 痰饮门

❧ 卷六 喘嗽门

卷七 羡补门

✿ 卷八 泻痢门

✿ 卷九 头面口眼耳鼻门

卷十　发齿门

卷十一 咽喉门

卷十二 杂治门

卷十三 疮肿门

❀ 卷十四　妇人门

🌸 卷十五　小儿门

卷一　诸风门

匀①气散　此方前代曾服有效风药，服之十三日安。可治腰腿疼，半身不遂，手足不能屈伸，口眼㖞斜，风气、中风、中气便用风药治之，十无一愈，当以气药治之，气顺则风散。近有人②服之见效。

白术四两，煨　沉香五钱，镑　天麻③一两　天台乌药三两④
青皮五钱，去瓤　白芷　甘草各五钱　人参去芦。按：《袖珍方》五钱

上为㕮咀，每服三⑤钱，水一盏半，生姜三片，紫苏五叶，木瓜三片，枣子一枚，煎至七分，去滓，空心温服。

珍珠散　治头风及偏正头疼。

盆硝七钱半，研　白滑石一两，研　乳香一钱半，研。按："乳"元本作"沉"　片脑少许，研

上另研为细末，再同研极细，每用一字，口噙水，鼻内搐之。

麝香散　治卒风哑中，忽然倒地，不省人事，左瘫右痪，

---

① 匀：当归草堂本作"顺"。

② 近有人：当归草堂本无此三字。

③ 天麻：当归草堂本无此药。

④ 三两：当归草堂本作"一两，炙"。

⑤ 三：当归草堂本作"五"。

口眼㖞斜，诸药未服者，服此药。

真麝香二钱或三钱，研细　真香油二三两

上若遇此证急将麝香研细调入清油内搅匀，将患人口幹开灌下，其人自苏，不惟只治中风，又全其后。语言不謇，手足不瘫，服此药后，方服顺气疏风之药，为麝香通关，余药可以能行至病所也。

脑麝祛风丸　治左瘫右痪，游平章服此药得愈，最有效验。（按："章"元本作"阜"，《类聚》本亦作"阜云"，《经验秘方》作"平章"）

白花蛇头一个，带项二寸，酒浸炙。按："二"元本作"三"　乌梢蛇尾两个，长七寸，酒浸炙　川乌头三个，去黑皮　附子底四个，去黑皮　天南星炮　半夏姜制　白附子　细辛去叶　防风去芦　天麻　全蝎去毒，炒　白僵蚕去嘴丝，炒　草乌头炮。以上各半两　脑麝各一分，研

上为细末，姜汁糊为丸，如桐子大，朱砂为衣，每服五十丸，煎小续命汤送下，不拘时候服。

圣灵丹　治男子妇人，风湿相搏，气痹传于手足，麻肿疼痛，久则偏枯，及脚气不能行履，大治瘫痪风湿，手足复旧。

过两① 川乌生，去皮脐，切片。按："过"元本作"送"　草乌去皮尖，切片，盐炒香，熟去盐。以上各半两　麻黄去根节，微炒，去汗　生地黄洗，去苗剉碎，酒浸一宿，焙②　五灵脂拣③去砂石，微炒不得过火④　虎胫骨醋浸，火炙酥黄色　自然铜醋淬七次。以上各一两，研　广木香二钱半　乳香另研　没药炙，各钱半。另研　干酸木瓜生者，

---

① 过两：当归草堂本无此二字。
② 焙：当归草堂本此下有"酥黄色"三字。
③ 拣：原作"炼"，据文义改。
④ 火：原作"失"，据文义改。

中医非物质文化遗产临床经典读本

八两　甜瓜子炒黄色，一两　沉香五钱，镑　败龟底卜卦者，醋炙黄酥，七钱半

上为细末，炼白砂蜜冷定和搜成剂，每一两重分为一十二丸，每服二丸，隔夜生姜自然汁用瓷盏浸至天明，空心化开，温酒调服，再饮半盏热酒送下，日进二服，唇吻微麻无妨。（按："二服"之"二"元本作"一"）

七乌丸　治瘫痪、风湿、寒痹脚疾证。（张君宝服验）

草乌去皮脐，生用，切作大块　何首乌作大片，忌铁器　乌药细切　川乌以上各二两　乌梅五十个，捣碎　黑豆半斤，拣，洗净　猪牙皂角二两，去皮弦，切作半寸

上用无灰酒二升，米醋二升，同上项药一处，装于瓷瓶内浸二宿，用文武火煮，约存一升药汁取出，焙干细末，仍用药汁打糊为丸，如梧桐子大，或药汁少，益以酒醋，空心盐汤下五七十丸。脚气木瓜汤下，干物压之，与活络丹相间服。

活络丹　治男子妇人瘫痪，筋挛骨痛，腰膝疼痛，口眼㖞斜，语言謇涩，目晦耳聋，头风等证。近用治心气痛疝证尤验。（张君宝服验。按："疝"《类聚》作"病"）

草薢二两　金毛狗脊四两，切作片，去毛　川乌五钱，去皮脐，切小块　苍术五钱，去皮，切作片，炒　杜仲五钱，细切，汁浸炒，去丝　破故纸拣，炒　仙灵脾切　吴茱萸炒　续断各五钱，切　小茴香炒　独活各一两，切　猪牙皂角去皮弦，三两，切作一寸　薏苡仁三两

上通作一处，用好酒三升，于瓷瓶内浸一宿，次日以文武火煮至约酒汁一升，控出，焙干，为细末，用煮药酒打面糊为丸，如梧桐子大，每服五七十丸，空心温酒或盐汤送下，与七乌丸相间服。孕妇不可服此二药。

甜瓜子丸　治风湿相搏，腰脚疼痛，服之大效。

甜瓜子三①两，净，炒黄色　干木瓜一两半，去皮瓤　威灵仙一两　川乌头半两，炮去皮脐

上为细末，酒煮面糊为丸，如梧桐子大，每服三十丸，温酒送下，避风处少息，汗出为度，服药后当日忌食热物及相反药材，与半夏、瓜蒌、贝母、白及之类。如病在上食后，如病在下食前服。

愈风丹　治诸般风证，偏正头风。

通圣散　四物汤　黄连解毒汤各一两，加后药　羌活　细辛去叶　甘菊　天麻　何首乌　薄荷　独活以上各一两

上为细末，炼蜜为丸如弹子大，每服一丸，细嚼，不俱时候，茶酒任下。(按："俱"《袖珍方》作"拘")

飞步丸　治阴阳风湿脚气，手臂举动不起，无间②远近，并皆治之。(按："间"元本作"问")

紫金皮二斤，取头末八两，拣时嚼似脑子，味透顶者方佳，又名滑藤根　五加皮二两五钱，焙干　肥川乌二两五钱，去皮生用　苍术二两五钱，米泔水浸一宿，焙干　木鳖子仁四两，竹刀切片，用三年米醋浸三宿，其油已去，焙干

上五味为细末，醋糊为丸，如似两鱼眼睛大，每三十至五十丸，空心用盐木瓜少许，细嚼和药，无灰酒送下，忌动风物。(按："如"元本作"以")

复春丸③　治腰脚风湿、劳损，手足麻痹，筋骨疼痛不能屈伸，活④血注颜补虚。

---

① 三：当归草堂本作"二"。
② 间：当归草堂本作"问"。
③ 复春丸：当归草堂本此方有"黑附子一两，炮"。
④ 活：原无，据海外回归本补。

萆薢四两　破故纸炒　杜仲炒去丝　胡芦巴炒　木通各二两
骨碎补去毛　虎骨酥炙　乳香研　槟榔　没药　木香各乙两半①
甜瓜子三②两，炒　牛膝去芦，酒浸焙干　巴戟各二两，去心　胡桃
仁一百个，去皮，另研极细

上件一十五味为细末，与胡桃一处再研极细，酒糊为丸，
如梧桐子大，每服四五十丸，食前温酒送下。

黑弩箭丸　治风湿证。

两头尖　五灵脂各一两　没药另研　当归　乳香以上各三
钱，研

上为细末，醋糊为丸，如桐子大，每服一十丸至五十丸，
临卧温酒送下，忌油腻湿面，孕妇勿服。

紫萍一粒丹　治一切风疾，累经效验。

天生灵草无根干，不在山间不在岸。

始因飞絮逐东风，泛梗青青飘水面。

神仙一味起沉疴，采时须是七月半。

选甚瘫风与大风，铁幞头上也出汗。

上采紫背浮萍草，摊于竹筛内，下着水，晒干为细末，炼
蜜为丸如弹子大，每服一丸，用豆淋酒化下。及治脚气打扑伤
损，浑身麻痹。（按：《事林广记》"水"下有"盆"字）

骗马丹　治男子妇人中风，口眼㖞斜，痰涎壅盛，语言謇
涩，手足不仁，筋脉拘挛，肢体不举，或寒湿相搏，肌肉顽麻，
传入经络，筋骨疼痛，腰脚浮肿，难以屈伸，或寒湿脚气，或
打扑损伤，筋骨髑骺蹉跌，皮肤瘙痒，风毒疮疡，并宜服之。

（成提举经验方）

---

① 乙两半：当归草堂本作"一两"。
② 三：当归草堂本作"二"。

真川乌三两，炮。按：元本"川乌"作"乌头"，"二"作"三" 川芎七钱　真苏木　地龙各半两，去土　草乌头炮　续断酒浸　白芷　牛膝去芦，酒浸　肉苁蓉酒浸　滴乳灯芯，研　明松香研　木鳖子去壳，不去油　虎胫骨酒浸，炙　骨碎补酒浸　自然铜醋淬七次，水飞　败龟板各一两，新瓦煅红，用好醋制净令黄色　全蝎三钱，去毒，炒

上件碾为细末，用煮酒打陈米粉为丸，如桐子大，每服五十丸，食后，温酒送下。

草灵宝丹　治一切风疾，及风湿走注疼痛，口眼㖞斜，手足顽麻，大有神效。药味俱要拣净，然后秤，分两须要精，最不可草率。

川芎　枸杞子　当归去芦，净　细辛去苗叶土，净　白芍药　荆芥去根，净　五加皮去骨，净　白鲜皮去骨，净　菊花去根梗，净　枳壳去瓤，净　薄荷去根梗　威灵仙去土净　木香各四两　粉甘草炒，净　川附子炮裂，去皮脐，净　草乌头炮裂，去皮脐，净　没药研　香附子炒，去毛，净　金毛狗脊炒，去毛，净　人参去芦，净　地骨皮去骨土，净　防风去芦，净　羌活去芦，净　香白芷　柴胡去苗土，净　升麻去芦，净　麻黄去根节，净　乌药以上各四两　天麻四两，酒浸，去苗　川楝子去核，取肉，四两，炒　何首乌四两，酒浸　白术去芦，净，四两，煨　石斛去根，净，四两，炒　自然铜四两，锻，醋淬七次，研，水飞　车前子四两，酒浸　白牵牛四两，炒取末　地龙去土净，四两，炒　麝香一两，一半为衣，研　乳香研　朱砂二两，为衣，研　川乌头炮裂，去皮脐，净，四两　槐角子四两，炒　大黄四两，炒　乌鸦二只，腊月者，泥固济，炭火煅红，取出用　乌梢蛇一条，酒浸取肉，四两，炒　风梢蛇一条，酒浸取肉，四两，炙　白花蛇二条，酒浸取肉，四两，炙

上件为细末，炼蜜为丸，如大龙眼大。每服一丸，空心临卧细嚼用无灰酒送下，芽茶清亦可，腊月最可修合。

换骨丹 治卒中风，口眼㖞斜，左瘫右痪，不能言，用此药与搐药不卧散，汗出其人必愈，有效。

槐角子 桑白皮_{去赤皮} 仙术 威灵仙 人参 川芎 何首乌 蔓荆子 防风 香白芷_{以上各二两} 五味子 木香 苦参_{以上各一两} 脑麝_{各少许，研} 麻黄_{五斤，去苗根，不用节}

上麻黄用水二十升，以槐枝搅熬成膏子，留一升取出，和诸药为丸，如弹子大，每服一丸，用生姜七片，带须葱头七茎，水一碗煎至半碗，先将丸子研细，用葱姜汤热调服，便于暖处厚衣被盖之，勿令透风，通身汗出是效也。

搐药不卧散

藿香 石蕣花_{黄者} 人参 藜芦_{去苗叶，取根} 芍药 谷精草 苦丁香 石膏_研 川芎 甘草

上十味等分，为细末，每用三字，口噙水，左右鼻内搐之，作涕为效。与前换骨丹一对药。

如神散 治风湿手臂痛，左瘫右痪，风气等证。

真皂角_{去皮弦，八两} 海亦儿_{半两，即合孩儿香茶者是。按：《类聚》引《经验秘方》"海亦儿"作"孩儿"二字，下同} 北枣_{四两}

先将皂角熬成清汁，滤去滓，将枣儿并海亦儿用桑柴文武火熬干，取出枣儿瓷器内收顿，如熬至七分，取汁一盏，逐旋添，熬干为度，每服二三个，细嚼咽下。后饮酒一盏，三四个之上，不得多吃。

木瓜虎骨丸 治风寒湿客于荣卫，合而成痹，使肢节疼痛，麻痹不仁，手臂无力，项背拘急，脚膝筋挛不能伸屈，宜常服。

按：元本"伸屈"倒置

木瓜肉　麒麟竭另研　没药另研　自然铜煅，醋淬七次，研
木香　虎胫骨酒炙黄　枫香脂研　败龟板醋炙黄　骨碎补去毛
甜瓜子　官桂去粗皮。按："官"元本作"正"，"非"　当归身剉，焙，
各一两　乳香另研，半两　地龙去土，秤　安息香汤酒煮入药，各二两

上件一十五味，除另研外，为细末，拌匀酒糊为丸，如梧桐子大，每服二①十丸，温酒送下，煎木瓜汤送下亦可，渐加至五十丸，食前、临卧各进一服。忌食冷物湿面诸②血等物。

麝香虎骨散　治男子因气虚血弱，风毒邪气，乘虚攻注皮肤骨髓之间，与气相搏，往来交击，痛无常处，游走不定，或日轻夜重，筋脉拘急，不能屈伸皆治之。（杭州杨清之教授传）

虎胫骨酥炙，半两　败龟板半两，炙　麒麟竭研　赤芍药　没药研　自然铜醋淬，研　白附子炮　苍耳子炒　当归　骨碎补去毛　防风　川羌活　槟榔　川天麻各二钱半

上件一十四味，如修制干，入麝香在内为末，每服一钱，用热水少许调服，空心服之，比服此药之先，煎生料五积散三服，次日服此药。

乳香应痛散　治手足麻痹，筋骨疼痛，补虚注颜。

苍术半斤或四两，制　川乌炮　草乌各一两半。焙　地龙去土，半两　五灵脂一两半，去砂石，研　芍药　胡芦巴　破故纸炒　自然铜火煨，淬　川椒炒出汗　茴香炒　两头尖　甜瓜子炒　白僵蚕炒　白附子　当归　牛膝各半两，酒浸　乳香　没药　细辛各三钱，去叶　血竭二钱半，研

上为细末，醋糊为丸，如梧桐子大，每服五七丸至十丸，空心温酒送下。干物压之，盐汤亦可。

---

① 二：当归草堂本作"三"。
② 诸：当归草堂本作"猪"。

薏苡仁汤 治手足流注疼痛，麻痹不仁，难以屈伸。

薏苡仁去皮，一两　当归去芦，一两　芍药　麻黄去节　桂去粗皮，各一两　甘草去皮，一两，微炒　苍术去粗皮，四两，米泔浸一宿，炒

上为㕮咀，每服五钱，水二盏，生姜五七片，煎至七分，去滓，食前温服，若病人汗出者减麻黄，病人内热者减桂，看虚实加减服之。

遇仙如意丸 治诸风疾病，及患恶疮，妇人月事不见，产后胸中恶物，尽皆治之，大有效验。

白茯苓去皮　陈皮去白　青皮去瓤，各一钱　丁香　木香　人参各二钱　白术煨　白豆蔻仁　缩砂仁　官桂去皮　荆三棱炮　石菖蒲炒，去毛　远志去心　广茂炮，各三钱　干山药半两　甘草去皮，少许　香附子五两　牵牛头末将八两研，用头末一两六钱

上为细末，好醋糊为丸，如梧桐子大，每服一百二十丸，看老幼虚实加减丸数，临卧温水送下。凡食不可太饱，可食粥五七日，忌生冷、硬物、酒、肉、鱼、面，若风疾病，加地骨皮一两；若气蛊、水蛊，每服三百丸，一服立消，大效。此药微利三五行，欲要止脏腑，吃凉水一口便住，利后服甘露散一服即补。（按："脏腑"二字《类聚》亦同，疑当移即补下，必是脱误在此）

甘露散 服如意之后，便服此药即补，能分阴阳，大有效。

白滑石六两，烧　泽泻　甘草各一两，去皮　人参　茯苓　白术　木猪苓各半两，去黑皮

上为细末，每服三钱，白汤调服。要分阴阳，蜜和丸，如弹子大，每用白汤化开，加稀面糊调服之。

加味三生丸 治风痰气壅。

南星　半夏　天麻　白附子　人参以上各一两

上皆生用，碾罗为极细末，生姜自然汁打糊为丸，如梧桐子大，每服三五十丸，食后、临卧姜汤送下。

澡洗药　治一切风疾，燥痒，淋洗。

干荷叶二斤　藁本　零陵香　茅香　藿香　威灵仙去土，以上各一斤　甘松　香白芷各半斤

上为㕮咀，每用二两，生绢袋盛，用水二桶，熬数十沸，放稍热，于无风房内淋浴，避风，勿令风吹，光腻皮肤，去瘙痒。

徐神翁神效地仙丹　治筋骨疼痛，打扑损伤，仙术汤送下，除寒湿进饮食。

川乌一两，去尖　草乌五个，去尖　荆芥去枝，半两　苍术一两，米泔浸一宿，炒　自然铜一字，研　白芷　地龙　没药各半两，研　乳香半钱，研　莴苣种　黄瓜种　梢瓜种　木鳖子各一两半两钱二文

上为细末，醋糊为丸，如梧桐子大，每服一十丸，食后，温酒送下。

白花蛇造酒方　治大风。

每白花蛇一条，蒸米一斗，缸底先用酒曲，次将蛇用绢袋盛之，顿于曲上，后蒸饭和匀，顿于蛇上，用纸封缸口，候三七日，开缸取酒，将蛇去皮骨为末，每服酒一盏，温服蛇末少许，仍将酒脚并糟做饼食之尤佳。（按："饭"元本作"糜"，《类聚》同。注云：《经验秘方》作"酒糜"，《卫生易简方》作"蒸饭"）

仙酒方　治诸风疾。前监察御史兼西京留守窦文炳染风疾，手足拘挛，半身不遂，累蒙恩医不愈，访求医到奉仙县，有县尉李能有此方，极有神效，名曰仙酒方，依方浸酒一斗，未服药时令人扶策，不能自动，饮酒二升能舒手，饮酒三升能伸腰，

饮四五升痊愈，此方不敢私隐。(按：《类聚》引《经验秘方》"文炳"作"悦"，"奉仙"之"仙"作"天"，"李能"作"李先纯")

牛膝洗净，细切　秦艽去裂纹　桔梗去芦　防风去芦　羌活去芦，细切　晚蚕沙洗净，炒，以上各二两　枸杞子二升　牛蒡根一斤，去粗皮，细切　牛蒡子半斤　火麻子一斤，洗净　苍术二升，洗净，去粗皮，瓷器内蒸熟用

上件为末，糯米酒二斗，于大瓷器内浸药封口，第七日开封，勿令面近瓶口，恐药气出犯人眼目，每服一盏，空心服，日进三服，温服之，忌湿面、鱼三个月。奉敕送御药院附灵宝上方，更加天麻半斤，洗净，枳壳二两拣净，当归三两，地黄二两，同前药浸酒。

避①风丹(按："避"元本作"追")前大军库张提领，患白癜风，服之愈。

苍术米泔浸一宿，焙　何首乌　荆芥穗　苦参以上各等分

上件为细末，好肥皂角三斤，去皮弦，于瓷器内熬为膏，和为丸，如梧桐子大，每服三五十丸，空心酒茶任下，忌一切动风之物。

真方白丸子　治风，可常服，永无风疾隔壅之患。(吕九山总管家用秘方)

大半夏汤泡七次　白附子洗净，略炮　天南星洗净，略炮　川乌头去皮尖，略炮　天麻　全蝎去毒②，炒　木香　枳壳各一两，去瓤，炒

上为细末，生姜自然汁打糊为丸，如梧桐子大，每服一二十丸，食后临卧，茶清熟水送下，瘫痪风，温酒送下，日

---

① 避：当归草堂本作"追"。

② 毒：当归草堂本作"头足"。

进三服，小儿惊风，薄荷煎汤送下二丸。

如神救苦散　治左瘫右痪，风湿痹，走注疼痛，无问男子妇人，远年近日，并皆治之。

御米壳一两，去顶，蜜炒　陈皮五钱，去白　虎骨酥炙　乳香研　没药研　甘草各二钱半

上为细末，除乳香、没药另研外，每服三钱，水一盏半，煎至八分，连滓热服，病在上食后，病在下食前，如煎药一顺搅之，修合精契，勿差分两，忌猪、马、驴、鱼、兔等肉。（按：《类聚》引《经验秘方》"一"上有"须"字）

龙虎丹　治男子妇人，心神恍惚，阳明经大盛，时复惊惧失位，口发狂言，不避亲疏，一切风病等证。（按："风病"《类聚》云《经验秘方》作"风痫"）

龙骨研　虎骨酥炙　人参　箭头朱砂研　远志甘草水煮去骨酸枣仁以上各一两，炒去壳　大天南星三四枚，泔水浸洗，去皮滑涎，控干，竹刀剜成罐，装朱砂末，以南星末盖之　猪心一个，取新杀獖猪，带血热心，内置南星在内，以灯草裹猪心，外用麦门冬草洗净不拘多少，包之甑上，九蒸九曝，取出南星于金银器内盛之，取日精月华之气，曝露十昼夜，捣罗为末，后加余药同和匀。按："拘"元本作"以"

上为细末，用无灰酒打面糊，冷定，和搜成剂，丸如梧桐子大，每服五七十丸，空心温酒送下，小儿丸如黄米大，每服三五十丸，煎人参汤送下，病甚者不过二十服，即愈，除根不发。

治紫癜风

用舶上硫黄，不以多少，用米醋化开，将茄蒂蘸硫黄醋，磨擦癜风处。

治诸般癜风

用猪牙皂角，不以多少，用炭上烧成灰，每服一钱，空心

好酒调服。

透骨膏 治一切风湿走注疼痛。

生熟地黄 马鞭草各一斤 吴茱萸 白面各三斤① 骨碎补 败姜屑各四两，干生姜是也 鳖甲三斤，炙 蒲黄二两

上为细末，用米醋调似膏子，于火上温热，摊②于痛处，用纸裹着，候药冷再炒③，如此七次，于避风处用。

接骨丹 逐湿气，定疼痛肿疾，并皆治之。

骨碎补去毛，一斤 败姜 生地黄去土，洗净，各一斤 蒲黄半斤 白面二斤

上为细末，一处④拌匀，用隔年好米醋熬滚热调药，放温⑤于痛处，如药冷，再用热醋调敷，如此七次，用绵包之，大有神效，此一料，分作七处⑥七日用之。

四圣紫金丹 治男子妇人，左瘫右痪，口眼㖞斜，中风疾病，依方修合，志心服饵，大病不过三服，初得一服效验。

槐实子文武火麸炒黄色 猪牙皂角酥炒黄色，去子 荆芥穗拣净，生用 甘菊花炒，以上各等分

上为细末，炼蜜为丸，如弹子大，病重者每服一丸，细嚼茶清送下，病轻者临时加减，微汗出为验。如汗后体热难忍，噙甘草解之。

祛风导气化痰丸 治男子妇人，咳嗽气积，呕吐痰涎，头目昏晕，半身不遂，中风偏痹，口眼㖞斜，他药不疗者。

---

① 斤：当归草堂本作"两"。

② 摊：当归草堂本作"涂"。

③ 再炒：当归草堂本作"再用热涂"。

④ 一处：当归草堂本无此二字。

⑤ 放温：当归草堂本作"敷"。

⑥ 处：当归草堂本作"服"。

乌叠泥即孩儿茶　天南星各三两　半夏七两　白附子二两,
生,焙　天麻一两,酒浸,焙　川乌半两,炮,去皮脐　全蝎一两,
不去毒,用薄荷叶炙

上各取净末,除南星、半夏生取末,以绢袋盛,安瓷器中,
新水浸,日晒夜露三昼夜,每早换水,三日取出,晒干为细末,
各依分两秤,相和重罗,用真苏合油三两,如无,苏合香丸膏
子亦可,如不敷,入糯米粉打薄糊为丸,如梧桐子大,每服
五七十丸,食后临卧姜汤下,日进二服,药只阴干,不要晒干
及焙。

治风湿脚气

好川乌一两,生用　无名异二两,研　石亭脂一两,生用,研

上件为细末,用葱白捣烂,纽自然汁为丸,如梧桐子大,
每服只一钱重,空心生葱、淡茶吞下,一日止一服。(按:"日"
元本作"已")

敷药

草乌　白芷　防风　独活　羌活

上等分为细末,用生地龙数条研烂,酸米醋调敷。

卷二　心气痛门

治急心疼方

斑蝥七个，头翅全　胡椒四十九粒

上将二味同炒，令斑蝥焦碎，吹去斑蝥不用，净吹胡椒无斑蝥末，将胡椒碾为细末，只作一服，热酒调服，不拘时候。

没药玄胡散　治男子妇人，急心气腹痛。

延胡索　海带各五钱　没药四钱　良姜三钱

上为细末，每服三钱，温酒调服，不拘时候。

治急心气疼　急救男子妇人心疼，禁了牙关欲死者，可急救之。（《海上方》）

隔年老葱白

上将老葱白三五根，去皮须叶，擂为膏，将病人口斡开，用银铜匙将葱膏送入咽喉中，用香油四两灌送葱膏，油不可少用，但得葱膏下喉中其人即苏，少时将腹中所停虫病等物化为黄水，微利为佳，除根永不再发，累曾救得人效。

应痛丸　治心气痛不可忍者。

好茶末四两　拣乳香二两

上为细末，用腊月兔血和丸如鸡头大，每服一丸，温醋送下，不拘时候。

蚕沙散　治男子妇人心气痛不可忍者。

晚蚕沙不拘多少

上为细末，用滚沸汤泡过，滤净，取清水服之立止。

卷三　小肠疝气门

香蝎散　治肠疝气，阴囊肿痛。

乳香一钱　蝎梢一钱　川乌头去皮，生用，三钱

上为细末，每服一钱，水一盏，煎至七分，入盐少许，空心连滓热服，立见效。

夺命丹　治远年日近小肠疝气，偏坠搐痛，脐下胀痛，以致闷乱及外肾肿硬，日渐滋长，抓之成疮，并皆治之。

吴茱萸一斤，去枝梗净，四两酒浸，四两醋浸，四两汤浸，四两童子小便浸，各一宿，焙干　泽泻一两，去灰土

上为细末，酒糊为丸如梧桐子大，每服五十丸，空心，盐酒或盐汤下。

玉蟾裈

三岁婴孩性不调，休教二子放疏娇。

一张衲被蒙头了，自有神仙路一条。

煮裈药：山茱萸　吴茱萸　蛇床子　牡蛎　川椒　葱白带须

上各等分为㕮咀，每用三钱，熬水熏洗。

川楝茴香散　治小肠疝气疼痛。

木香　茴香盐炒香，不用盐　川楝子切片，盐炒，同盐用

上件各等分，为细末，每服三钱，热酒一盏，空心调服。

神效丸　治疝气奔豚婴儿①秘诀。(按："儿"元本作"孩")

疝气因何得，邪风在肾经，流传并血聚，如此渐成形，冷气结在脏，因兹小腹疼，本经无补法，疏利药通灵。

芫花半两，醋浸，炒　木香　槟榔　三棱各半两，炒　茯苓青皮　全蝎　附子炮　硇砂　桂各二钱半

上将硇砂，用水浸瓷盏内，沉去泥土留汤，瓶头②顿成膏子，糠③醋打糊为丸，如绿豆子，每服三十丸，空心，温酒送下。

喝起丸　治小肠气及腰痛。

萆薢　杜仲酥炒，去丝　胡芦巴生芝麻炒　破故纸炒　小茴香以上各一两，盐水浸一宿。按："浸"元本作"洗"　胡桃仁二两，泡去皮

上将胡桃为末，同前五味药末为丸，如梧桐子大，每服三五十丸，空心，盐酒送下，或盐汤亦可。

飞黄丹　治小肠疝气疼痛。(彭文恕外郎传《得效》《海上方》④)

用带毛雀儿去肠肚，将金丝矾细研，装于雀儿肚内满缝合，用桑柴火缓缓煨，烧成灰，研为细末，空心，用无灰酒调下，恐恶心，入盐少许，年远者，每服二枚，近者一枚，累有效验。

木香楝子散　小肠疝气，膀胱偏坠，久患，药不效者，服此药其效如神。(燕同知秘传⑤)

_____

① 儿：当归草堂本作"核"。

② 头：当归草堂本无此字。

③ 糠：当归草堂本做"米"。

④ 彭文恕外郎传《得效》《海上方》：当归草堂本无此句。

⑤ 燕同知秘传：当归草堂本无此句。

川楝子二①十个为末，未碾前先同巴豆二十粒同楝子炒黄赤色，去巴豆不用　草薢半两　石菖蒲一②两，炒　青木香一两，炒　荔枝核二十个，炒

上为细末，每服二钱重，入麝香少许，空心，炒茴香盐酒下。

通气散　治小肠疝气，腰腹牵引疼痛及感风寒，或因劳动腰痛。并治妇人吹奶，心气脾痛，疮痛，疮疖已溃未溃，悉治有功。

穿山甲剉碎，用蛤粉炒胀，去粉，二两重　白牵牛一两，炒　延胡索去皮，一两　陈皮去白，净，一两，炒　木香一两半，不见火　舶上硫黄二两，炒　厚朴去皮，一两　甘草一两，炒　黑牵牛半两，炒

上为细末，每服二钱，空心，温酒调下，病在上者食后③。

木贼散　治小肠疝气。

木贼不拘多少，去节，先将锅子烧热，取离火炒。按："拘"元本作"以"

上碾为细末，空心热酒调下。

四圣散　治小肠膀胱疝气疼不可忍者。

川楝子炒黄　胡椒　茴香炒　全蝎炒，以上各半两

上为细末，每服二钱，空心热酒调下。

香沙丸（烈平章④服得效。按：元本及《类聚》"烈"上有"脱"字）

茴香盐炒香，去盐不用　新蚕沙晒干

上等分为细末，炼蜜为丸，如弹子大，空心，细嚼，温酒

---

① 二：当归草堂本作"三"。

② 一：当归草堂本作"二"。

③ 病在上者食后：当归草堂本此下有"病在下者，食前服"。

④ 烈平章：当归草堂本无此三字。

送下，甚者，日进二服。

安息香丸 治阴气下坠肿胀，卵核偏大，坚硬如石，痛不能忍者。

延胡索微炒，去壳^① 海藻洗 昆布洗 青皮去白 茴香炒 川楝子去核 马蔺花以上各一两，炒 木香半两，不见火 大戟酒浸三宿，切片，焙干，秤二^②钱半

上为细末，另将硇砂、真阿魏、真安息香三味各二钱半，用酒一盏醋一盏，将硇砂、阿魏、安息香淘去沙石，用酒醋各一盏，熬成膏子，再入麝香一钱，没药二钱半，俱各另研细，入前药一同和丸，如绿豆大，每服一十丸至十五丸，空心，用绵子灰调酒送下。

治疝气（验过如神。按：元本及《类聚》不载此方）

川楝子一两 八角茴香一两 舶上茴香五钱，其状如葵花子真也，味如茴香 吴茱萸一两 赤白芍药各五钱 枳实麸炒 川芎 川归各一两 人参 木香各二钱 粉草三钱，炙

上水二盅，生姜三片，葱六茎，煎至八分，温服，每服一两，仍以草烘热包裹子袋，频易，第二服加枳壳，如气虚加黄芪、破故纸，第三服加蓬术，第四服加苍术为君，少用蓬术。

---

① 去壳：当归草堂本无此二字。
② 二：当归草堂本作"三"。

卷四　积滞门

松烟饼子　治积气块，消食快气 [1]。（江州载提领家传秘方）

细墨五分，烧研　陈皮五钱，去白　牵牛五钱，别研，取头末五钱。按："研"元本作"碾"　神曲炒　三棱火煨　密陀僧研　五灵脂研　硇砂研　牡蛎火煨，煅　麦蘗各五钱，炒　大黄一两　北枣一十四个，烧存性　斑蝥一两，去翅足，糯米同炒　芫花醋浸一宿，炒　干漆炒去烟　白丁香研　大戟去芦　青礞石研　蓬莪术各一钱，煨　巴豆一两，去皮，湿纸包烧黄色为度

上为细末，水打面糊为丸，如皂角子大，捻为饼子 [2]，记以所伤，煎汤送下或面汤亦可。小儿三饼，大人看虚实禀气加四五饼，不嚼吞服 [3]。其积块渐渐近下，再进一服，又觉近下，或积块疙血痢塞 [4]，大人、小儿久痢，或休息痢，并男子、妇人年深不伏水土，及暑月变成恶痢，米物不消，五疙块逆，膈胃吐食，心胸闷闭，酒疸食黄，劳嗽上喘，呕逆涎沫，心闭惊恐，口苦恶心，小便淋涩，大便不通，伤寒余毒，妇人胎前产后，

---

① 气：当归草堂本此下注有"《御药院方》有虻虫一分，无牵牛、大黄、麦蘗"，无"江州载提领家传秘方"一句。

② 子：当归草堂本此下有"临用为粗末"五字。

③ 不嚼吞服：当归草堂本无此四字。

④ 积块疙血痢塞：当归草堂本作"积气淤血痞塞"。

败血困生①，结成积块，饮食平常，遍身疼痛，腰强腿硬，手足眩②厥，九种心疼，十般积热，九般水气，霍乱吐泻，久病瘦弱，但有此症，并皆治之。

木香顺气丸 消食快气，美进饮食，予亦曾服。(史才用提举传此方)

当归去芦 木香 独活去芦 牛膝酒浸三日，去芦 防风各一两，去芦 大黄五两，半熟半生 槟榔一两五钱 麻仁三两，别研 车前子 郁李仁各二两五钱，汤浸去皮 枳壳煨，去瓤 菟丝子酒浸三日 干山药各二两 山茱萸二两，去核，用二两

上为细末，炼蜜为丸，如梧桐子大，每服三五十丸，食后温汤送下。

沉香降气丸 治胸膈痞满，升降水火，调顺阴阳，和中益气，推陈致新，进美饮食。

沉香镑 木香 荜澄茄 枳壳去瓤 缩砂仁 白豆蔻仁 青皮去白 陈皮去白 广术炮 枳实麸炒 黄连去须 半夏姜制 萝卜子另研，以上各半两 白茯苓去皮，一两 香附子二两，炒，去皮毛 白术一两，煨 乌药一两半

上为细末，生姜自然汁浸，蒸饼为丸，如梧桐子大，每服五七十丸，临睡煎橘皮汤送下，姜汤亦可。日进一服，忌生冷，调饮食③，节阴阳。(按："睡"元本及《类聚》并作"卧")

金露丸 治腹内积聚癥块，久患大如杯，及黄瘦，宿水，朝暮咳嗽年深，治下冷气，时时腹痛，如虫咬，胸心及两胁彻背疼痛不息，气绕脐下肚疼，又治十种水气，反胃吐食，呕逆

---

① 困生：当归草堂本无此二字。

② 眩：当归草堂本作"冷"。

③ 调饮食，节阴阳：当归草堂本无此六字。

气噎，五痔走疰，有似虫行，手足烦热，夜卧不安，睡语无度。治小儿惊疳，妇人五邪，梦与鬼交，沉重不思饮食，昏迷不省人事，欲死惧多，或歌或哭，月水不调，身体羸瘦，但服此药万无一失，无病不治，其效不能尽述。

草乌头泡，二两　黄连二两　桂心不见火　干姜　桔梗　茯苓去皮　柴胡去苗　蜀椒去目，炒出汗　吴茱萸汤泡七次　厚朴姜制　人参去芦　菖蒲米泔浸一宿　防风　紫菀去苗　鳖甲醋炙　川芎洗，焙　枳壳麸炒，去瓤　贝母去心　甘遂泡　干地黄洗，焙　甘草炙，以上各一两　巴豆去心膜，用醋煮三十沸，焙干，一两，不去油

上为细末，面糊为丸，如梧桐子大，每服三丸、五丸、七丸，止胸中痰患，米汤送下；心疼酸石榴皮煎汤送下；口疮蜜汤送下；伤寒煎麻黄葱汤送下；头疼石膏煎汤送下，葱茶亦可；脾胃气橘皮汤送下；脚气、水气杏仁煎汤送下；水泻、气泻草龙胆煎汤送下；赤痢甘草汤送下；白痢干姜汤下；赤白甘草干姜汤下；胸膈困闷通草煎汤送下；妇人气血痛当归酒或当归汤送下；风气小肠疝气下坠附子煎汤送下；伤冷腹痛酒食所伤、酒疸黄疸、结气痞塞、鹤膝风，并盐汤送下，常服米饮白汤茶酒皆可送下。此药前人用之效者。马遂临老浑身楚痛，不思故食，每夜五丸，服至七日，血块如鸡肝二百余片，水一升，以此见效。三原主簿陈胜妻病一十五年，羸瘦腹痛不可忍，服至旬日取下青虫六七十条，如箸头及药水四五升，似此，效不一也。进此方时，后代郑授之此方于杜相府，子弟用之无不治效。如小儿服，一丸分作四丸，量儿大小下。临合药时，将巴豆必要亲自①数三十沸，便须取出焙干，煎过恐药无力。服药百无所忌，只定看验病症，不定用汤，有差其效验不速也。

————————————

①　自：原作"目"。

丁香烂饭丸　治中脘胃痛，消食快气。

丁香　京三棱炮　木香　广茂各一钱，泡　缩砂仁　益智仁　丁皮[①]　甘松去土，各三钱　甘草二[②]钱，炙　香附子五钱，炒去毛

上为细末，蒸饼，水浸去皮为丸，如梧桐子大，每服三五十丸，白汤送下，细嚼亦可，不拘时候。

香棱丸　消食快气，宽中利膈，化痰。(小大歌使常服[③])

京三棱　广茂　青皮　陈皮各剉碎，醋煮，焙干　萝卜子炒，别研　缩砂仁　白豆蔻仁　沉香　木香　半夏曲各一两，炒　神曲炒　麦蘖炒，以上各一两，另研[④]　阿魏半两。另研　香附子炒去毛　乌药　枳壳麸炒，去瓤　荜澄茄　槟榔　温[⑤]姜各半两

上件为细末，以神曲、麦蘖末打糊，研入阿魏，搜和为丸，如梧桐子大，每服七八十丸，姜汤下，不拘时候。

七[⑥]香丸　治酒食过伤，停饮。消积，宽胸膈，快脾。

丁香　乳香研　木香　麝香研　安息香研　沉香镑　藿香各二钱半　青橘皮去瓤　陈皮去白　槟榔面裹煨　诃子皮　京三棱面煨　蓬莪术煨　肉豆蔻面煨，各一两　桂二两半，去皮　猪牙皂角一两，去皮弦　巴豆七钱，去壳不去油，别研　细墨半两

上用陈米四两与皂角、墨、巴豆一处炒令焦黄，用重纸裹，候冷，同前药研为细末，白面糊为丸，如黄米壳大，每服五七丸至十丸，食后姜汤送下，如欲推利，服一十五丸，利三二行，勿多服丸数。

---

① 丁皮：当归草堂本作"青皮"。

② 二：当归草堂本作"三"。

③ 小大歌使常服：海外回归作"小大哥副使常服"，当归草堂本无此句。

④ 炒，以上各一两，另研：另一本作"炒，另研。以上各乙两"。

⑤ 温：当归草堂本作"良"。

⑥ 七：当归草堂本作"木"。七：当归草堂本作"木"。

香枣丸 治蛊气病，蛊有十种。

苦丁香

上为细末，用熟枣肉为丸，如梧桐子大，每服三十九丸，煎枣汤送下，空心，服之立效，三服必愈。

木香三棱散[①] 治腹中有虫，面色萎黄，一切积滞。

黑三棱[②]半生半炒，多用　大腹子多用　槟榔　雷丸　锡灰醋炒　三棱煨　蓬术煨　木香　大黄以上各一两

上为细末，每服三钱，空心用蜜水调下，或沙糖水亦可，须先将烧肉一片口中嚼之，休咽下，吐出口中汁后服药。

万灵丸 取虫宣积。(浙东传《得效》)

黑牵牛一斤，取头末一十两，生用　大腹子一斤，扁者，取七两末，生用，如尖者是槟榔　京三棱五两，炮　广木香五两，面裹煨干为度　雷丸五两，炮　蓬术煨，三两

上为细末和匀，用好紫色皂角半斤，去皮弦，切碎，用水两大碗，浸一宿，冬月两宿，捞去粗滓，铜磁器内熬数沸，白沫出为度，放冷和药，必须揉杵捣丸，梧桐子大，每服四钱重，五更用沙糖水送下，温冷不妨，至天明去利四五行者，看取下是何虫积，以温白粥补之。忌生、冷、惺、硬之物、大有神效。孕妇勿服。

消痞丸 治痢后肚腹满闷。

苍术四两，净，米泔浸，焙干，炒　陈皮一两，去白　青皮一两，净，去瓤

上为细末，醋糊为丸，如梧桐子大，每服二十丸，空心，温酒送下，小儿三五七丸，米饮汤送下。

---

① 木香三棱散：当归草堂本除大黄二两外，其余均无剂量。
② 三棱：当归草堂本作"牵牛"。

丁香散　治反胃吐食水不能停。

黑锡一钱半，又名黑铅　水银一钱半，二件一处于慢火上结沙子^①，为细末　丁香三钱　官桂一钱　舶上硫黄五钱

上为细末，用小黄米汤调，每服三钱，再用生姜自然汁三钱调一处，空心服之。

千转丹　治反胃吐食等病。

牛涎半斤　好蜜半斤　木鳖子三十个，去皮油

上为细末，牛涎蜜一处，于银器内用慢火熬，用槐条七枝搅之，煨干为度，每和白粥两匙，日进三服。

木香枳壳丸　宽胸膈，进饮食，消食快气。

木香　槟榔　陈皮去白　黄连去须　广茂煨　当归去芦　枳壳去瓤，麸炒　青皮以上各半两　麦蘖　香附子去毛，麸炒，各一两半^②　牵牛头末二两

上为细末，滴水为丸，如梧桐子大，每服五七十丸，食后姜汤送下。若有疮毒，急服百丸至二百丸，看人虚实加减服，但利五七行，立消肿毒。

木香槟榔丸

木香　槟榔　黄连去须　当归　枳壳去瓤，火煨　青皮去瓤
陈皮各一两，去白　大黄四两，纸裹，酒浸湿　黄芩二两，去黑心
黄柏三两，去粗皮　牵牛四两，取头末二两　香附子炒去毛，二两
广茂火煨，去瓤，二两

上为细末，滴水为丸，如梧桐子大，每服五七十丸，食后姜汤送下。

胜红丸　治心腹痞满，消食快气，美进饮食。

---

① 结沙子：当归草堂本作"焙"。

② 一两半：当归草堂本作"一两"。

三棱醋炙　广茂醋炙　青皮去瓤，炒　陈皮去白　干姜火炮　良姜　枳实去瓤，炒　白术煨　萝卜子炒，别研。各一两　香附子二两，炒去毛

上为细末，醋糊为丸，如梧桐子大，每服五七十丸，姜汤或木香同煎①，陈皮汤送下，不拘时候。

导水丸

黄芩二两，去粗皮　大黄二两，去粗皮，酒浸二三时，纸裹火煨　滑石四两，碾细，飞去灰石　牵牛四两。其治法正用一斤，炒香，取头末四两

上为细末，滴水为丸，如梧桐子大，每服五七十丸，临卧温水送下。如加黄连、薄荷叶、川芎各二钱半，即祗芎丸是也。

详症加后药

甘遂一两，久雨则加，除湿热腰痛，泄水湿肿　白芥子一两，除遍身走注疼痛　朴硝退热散肿，止痛，久旱则加　郁李仁散滞结，通关节，行肠胃，通滞　樟柳根去腰腿沉重。以上各一两

木香枳壳丸　治中焦气涩、胸膈痞闷，饮食迟化，四肢困倦，呕吐恶心。常服升降滞气，消化宿食，去痰，进饮食。

木香　枳壳去瓤，炒　槟榔　半夏汤泡七次　青皮去瓤　陈皮去白　白茯苓去皮。以上各一两　白术煨，一两半　京三棱煨　广茂煨，各三两二②钱　黑牵牛微炒，取末三两　加人参　神曲微炒　大麦蘖微炒　枳实炒，各半两　干姜炒，七钱

上各依等分同为细末③，水糊为丸，如梧桐子大，每服五十丸，食后温姜汤送下。

---

① 煎：当归草堂本无。

② 二：当归草堂本作"三"。

③ 上各依等分同为细末：当归草堂本作"上各为末"。

卷五 痰饮门

化痰丸　快脾顺气，化痰消食。

半夏洗　南星去皮膜　白矾　皂角切碎　生姜

上件各一斤重，用水同煮至南星无白点为度，拣去皂角不用，将生姜切作片，同半夏、南星晒干，无日时，火焙，再加：

青皮去瓤　陈皮去白　紫苏子炒　萝卜子炒，别研　杏仁去皮尖，炒，另研　干葛　神曲炒　麦蘖炒　唐毬子　香附子去毛①

上件以上半斤净②与前药合和一处，碾为细末，生姜自然汁浸蒸饼，打糊为丸，如梧桐子大，每服五七十丸，临睡，食后茶酒送下。

神仙坠痰丸　治痰壅，胸痞气膜，此药下痰③。（史府判验）

黑牵牛一斤，取头末四两　皂角无虫蛀者，去皮弦，酥炙黄色，去子净一两六钱　生白矾一两二钱

上为细末，清水为丸，如梧桐子大，每服三五十丸，渐加至百丸，空心温酒送下，看病轻重，五日、十日一服，病轻者半月一月一服，久服永煞瘫痪之疾。

宽中祛痰丸　治男子妇人饮食过饱，色欲太过，食喜酸咸，

---

① 去毛：当归草堂本作"炒去毛"。

② 上件以上半斤净：当归草堂本作"上加药共半斤"。

③ 此药下痰：当归草堂本无。

作成痰饮于胸膈，满则呕逆恶心，流则臂膊大痛，升则头目昏眩，降则腰脚重痛，沉①则左瘫右痪，轻②则猛然倒地。此药宽中理气，祛痰搜风。

半夏四两，汤泡七次，晒干，碾为末，用生姜自然汁捏作饼子阴干　荆芥穗一两　白矾枯，一两　麻黄四两，去节净用　槐角子一两，麸炒　陈皮汤洗去白，一两　朱砂一两，研细，水飞过半③入药，一半为衣。按："过"下恐脱"一"字

上为细末，生姜自然汁打糊为丸，如梧桐子大，每服三十丸，空心临卧，用皂角子仁炒黄，同生姜煎汤送下。忌食猪羊血、猪肉、桑④鹅、蘑菇、黄瓜、茄子等物。

二陈汤　治痰饮为患，或呕吐恶心，或头眩心悸，或中脘不快，或发寒热，或因食生冷。

半夏汤泡七次　橘红去白，各五两　甘草一两半，炒　白茯苓去黑皮，三两

上为咬咀，每服四钱，水一盏半，生姜七片，乌梅一个，煎至六分，去滓，热服，每服加竹茹如许卵大一块同煎，食前服。（按："许卵"恐倒置）

涤痰丸　治男子妇人，远年日久，积聚痰涎，或饮酒食后吐唾，日久面黄肌瘦，皮肉枯涩，眼无神光。又治偏正头风，如一月服三五服，至老无风瘫⑤之疾。（镇江太平宣差传）

好皂角不要虫蛀损者，一十两，水浸一宿，去皮弦，火炙黄色，取

---

① 沉：当归草堂本作"轻"。

② 轻：当归草堂本作"重"。

③ 半：当归草堂本作"一半"。

④ 桑：当归草堂本作"鸡"。

⑤ 风瘫：当归草堂本此下有"麻木"二字。

净末二两五钱　　猪牙皂角一两，依皂角制法　　枳壳二两五钱，一两半火炒，一两生用　　黑牵牛二两，末

上件用朴硝五钱，井花水泡开，不用滓末，澄清，硝水为丸，如梧桐子大，每服五十丸，临卧用井花水送下，量人虚实加减丸数服之。

控涎丹　治胸膈背项腰胯手脚隐痛，筋骨牵引钓疼，坐卧不能，走注不定。俗医不晓，便用风药及针灸无效。又疑是风毒结聚，乱以药敷贴，亦非也。此乃是痰涎积在胸膈，或令人头痛不可举，或神意昏倦多睡，或饮食无味，痰唾稠黏，多流唾涎，手脚沉重，痹气不通，以为瘫痪，亦非也。但有此疾，服此药，不数服即安。（建德察罕万户传）

甘遂去心　　紫大戟去皮　　白芥子真者，各等分

上为细末，煮粥为丸，如梧桐子大，晒干，食后临卧，每服五七丸至十丸，淡姜汤送下，如痰猛气实，加丸数不妨。

半夏汤　顺阴阳，消痞满①，消酒化痰。

半夏姜制　　橘红②去白　　桔梗各一两，炒，去芦　　枳实炒，半两，去瓤

上为㕮咀，每服四钱，水一盏，生姜五片，煎至七分，去滓，半饥半饱热服。

敌痰丸　治痰盛，宽胸膈，快气。（完颜府判传）

黑牵牛三两　　皂角二两，去皮弦，火中微烧　　白矾枯，一两　　半夏曲炒，一两　　陈皮去白，一两

上为细末，煮萝卜为丸，如梧桐子大，每服四五十丸，临卧淡姜汤送下。

---

① 满：当归草堂本作"病"。

② 橘红：当归草堂本剂量二两。

化痰丸 治顽痰不化。

石青一两，水飞 石绿半两，水飞

上为末，曲①糊为丸，如绿豆大，每服十丸，温汤下，有痰即吐，去一二碗不损人。

生胃丸 治脾胃不足，痰多呕逆，不思饮食。此药以南星、粟米、黄土为主，盖谓南星醒脾去痰，粟养胃，黄土取其以土养土，性味温平，美进饮食，化痰之要剂，真良方也。

大天南星四两，用真黄土半斤，将生姜淬②和黄土成剂，包裹③南星，慢火煨香透，去土不用，将南星切碎焙干。按：元本无"透"字 丁香 木香④ 厚朴去皮，姜制，炒 神曲炒 麦蘖炒 橘红 白豆蔻仁 缩砂仁 青皮去白，各一两 半夏曲二两 人参半两 沉香镑，半两 粟米一升，生姜二斤和皮擂碎取⑤自然汁浸米，蒸焙 甘草半两，炙

上为细末，法丸如绿豆大，每服七十丸，不拘时，姜汤送下。

来苏膏 治远年日近，风痫心恙，风狂中风，涎沫潮闭，牙关不开，破伤风搐，并皆治之。

皂角一斤，用好肥者，无虫蛀，去皮弦

上将皂角去皮弦切碎，用酸浆水一大碗，春秋三四日，冬浸七日，夏浸一二日，揉取净浆水浸透皂角，汁入银器或砂锅，以文武慢火熬，用新柳枝、槐枝，搅熬似膏药取出，摊于

---

① 曲：当归草堂本作"面"。

② 淬：当归草堂本作"拌"。

③ 裹：当归草堂本作"制"。

④ 木香：当归草堂本无。

⑤ 取：原作"酒"，海外回归本作"取"。

夹纸上阴干收顿。如遇病人，取手掌大一片，用温浆水化在盏内，用竹筒儿盛药水，将病人扶坐定，头微抬起，将药吹入左右鼻孔内，良久扶起，涎出为验。欲要涎止，将温盐汤令病人服一二口便止。忌鸡、鱼、生硬、湿面等物。

神圣饼子 治痰及一切头风。

猪牙皂角炮，存性，净末一钱　　延胡索一钱，净末　　青黛研，半钱

上为细末，滴水为丸，如梧桐子大，捏作饼子，晒干，每用一饼，新水化开，男左女右，仰面用芦筒鼻内灌之，口咬铜钱十五文，其涎便出，头风更不再发。

卷六　喘嗽门

人参胡桃汤　治胸满喘急，不能睡卧，老人宜服。

人参　胡桃_{五个，取肉，与参等分}

上件作一服，用水一盏，生姜五片，煎至七分，去滓，临卧温服。

杏仁煎^①　治老人久患肺喘、咳嗽不已，睡卧不得，服之立定。

杏仁_{去皮尖}　胡桃肉

上各等分，研为膏，入炼蜜少许，和搜得宜，丸如大弹子大，每服一二丸，食后临卧，细嚼姜汤送下。

祛痰丸　治风痰喘嗽。

人参^②　木香　天麻　白术_煨　茯苓^③　青皮_{去瓤}　陈皮_{去白，以上各一两}　槐角子　半夏_{各七分}^④_半　猪牙皂角_{去皮弦，酥炙，五分}

上为细末，生姜自然汁打糊为丸，如梧桐子大，每服五七十丸，食后临卧，温酒送下，姜汤亦可。

---

① 杏仁煎：当归草堂本作"杏仁煎丸"。

② 人参：当归草堂本下注有"去芦"二字。

③ 茯苓：当归草堂本下注有"去皮"二字。

④ 分：当归草堂本作"钱"。

僵蚕汤 治喘嗽，喉中如锯，不能睡卧。

好末茶一两　白僵蚕一两

上为细末，放碗内，用盏盖定，倾沸汤一小盏①，临卧，再添汤点服。

---

① 用盏盖定，倾沸汤一小盏：当归草堂本作"倾沸汤一小盏，用盏盖定"。

卷七　羡补门

沉麝香茸丸　治五劳百损，诸虚怯精，元气不固。

沉香二钱　麝香一钱　南木香　乳香各三钱　八角茴香四钱①

小茴香四钱，炒　鹿茸酥炙　莲肉各半两，炒　晚蚕沙　苁蓉　菟
丝子　牛膝　川楝子各半两，用酒浸　地龙去土净，半两　陈皮半
两，去白　仙灵脾三钱，酥炙

上一十六味，依分两制和为细末②，酒糊入麝香为丸，如梧
桐子大，每朝不见红日，面东，用温酒送下三十丸，忌食猪③
羊肉、豆粉之物。

夜光丸　治肾虚血弱风毒上攻眼目，视物昏花不明，久而
渐变内障，常服降心火，益肾水④，明目除昏⑤，夜可读细字。

天门冬去心，焙　生地黄怀州道地　熟地黄怀州道地　麦门
冬去心，焙　新罗参去芦　白茯苓去黑皮　干山药以上各一两　枸
杞子拣净　牛膝酒浸，另捣　金钗石斛酒浸，焙干，另捣　草决
明炒　杏仁去皮尖，炒　甘菊拣净　菟丝子酒浸，焙干，另捣　羚

---

① 钱：当归草堂本下有"炒"字。

② 上一十六味，依分两制和为细末：当归草堂本作"上为细末"。

③ 猪：当归草堂本无。

④ 水：当归草堂本无。

⑤ 昏：当归草堂本作"障"。

羊角镑，各七钱半　肉苁蓉酒浸，焙干，另捣　五味子炒　防风去芦　甘草炙赤色，剉　沙苑蒺藜炒　黄连去须　枳壳去瓤①，麸②炒　灌芎　生乌犀镑　青葙子各半两

上件二十五味除另捣外，同为极细末，炼蜜为丸，如梧桐子大，每服三五十丸，空心温酒送下，盐汤亦可。

苍术丸　治腰腿疼痛，明目暖水脏，并小肠疝气，大有补益。

苍术一斤，用泔浸去皮，切作片，用生葱白一斤切碎，加盐二③两同炒苍术黄色为度，去葱不用　川椒微炒　白茯苓去皮　小茴香各四两，微炒

上件为细末，酒糊为丸，如梧桐子大，每服五七十丸，空心，温酒送下。

十宝丸　专补益肝、脾、肾三经，其功不可具述。

破故纸酒浸一宿，焙干　附子炮去皮脐，秤　苍术剉，泔浸一④宿，焙干　当归去芦，焙，各一两　石枣半两，去核　枸杞子焙，半两　菟丝子酒浸，焙干　苁蓉酒浸，焙干　白茯苓去皮，各半两　地黄去芦，拣肥壮者，酒浸，蒸焙干，如此九次，透黑为度，仔细制，全在此一味⑤，焙干二两

上为细末，醋糊为丸，如梧桐子大，每服三五十丸，空心用温酒或盐汤送下，干物压之。

琥珀丸　治虚损，降心火，益肾水，兴阳道。

---

① 去瓤：原作"去芦"，据当归草堂本改。

② 麸：当归草堂本作"面"。

③ 二：当归草堂本作"一"。

④ 一：原无，据当归草堂本补。

⑤ 蒸焙干，如此九次，透黑为度，仔细制，全在此一味：当归草堂本作"蒸久而透黑为度，妙处全在此乙味"。

琥珀明者　沉香　木香　丁香净　小茴香盐炒　白茯苓去皮
陈皮去白　八角茴香　熟地黄　甘草各五钱，炒　木通去皮　没
药　枳壳各三钱，炒　当归三两，炒

上为细末，炼蜜为丸，如弹子大，每服一丸，空心，细嚼，
酒下，日进二服。

滋补丸　治下元虚弱。

白芍药三两　人参一两　白茯苓去皮　阿胶剉碎，面炒　当归
地黄生熟皆可　半夏生用　鹿茸盐炙　黄芪盐炙　五味子以上各
一两

上为细末，酒糊为丸，如梧桐子大，每服七十丸，空心，
温酒送下，宜常服。

补益丸　补益肾水明目，及腰膝痛。

小茴香一两，盐炒　木香一两　川楝子春秋二两，夏一两，冬三
两，取肉酒浸　知母春秋二两，夏一两，冬三两，酒浸　枳壳去瓤，一
两，干炒　白茯苓　甘草炙　地龙炒　鹿茸酒炙　川山甲各一两，
酥炙　狗茎五枚，酥炙

上为细末，炼蜜为丸，如弹子大，每服一丸，空心细嚼，
温酒送下，干物压之，午食前再进一服。

万安丸　治下元极虚，更进饮食。

肉苁蓉四两，酒浸　干薯蓣　五味子各二两半　杜仲三两，炒
牛膝酒浸　菟丝子酒浸　泽泻　白茯苓　熟干地黄　当归　山茱
萸以上各三钱，去核　巴戟二两，去心　赤茯苓去皮

上为细末，用苁蓉末半斤，酒煮膏和为丸，空心，温酒送
下。忌醋陈自死之物。

十补丸　治阴损久虚下冷，夜频起，暖丹田。

肉苁蓉酒浸　菟丝子酒浸　牛膝酒浸　干山药　熟地黄　川

乌头　泽泻　人参　当归　官桂不见火

上件各等分，为细末，酒糊为丸，如梧桐子大，每服五十丸，空心，温酒送下。(按："上"以下二十七字旧缺，今以元本及《类聚》补之)

四陪丸　治腰膝疼痛，美进饮食。

杜仲四两，瓦器炒黄色，去丝　破故纸四两，瓦器内炒黄色　甘草四两　胡桃仁四两，去皮油

上为细末，酒糊为丸，如梧桐子大，每服五七十丸，空心，用甘草末调汤送下。

万安丸

川楝子半斤，微炒出汗　知母半斤，微炒出汗　甘草四两，微炒　茴香四两，炒①　莲子心　木香各一两　晚蚕沙一两，微炒

上件除②甘草、茴香八③味先捣为末，存留④四两熬膏子，外将余上⑤四两与其余药一处为末，用膏子为丸，如梧桐子大，每服七八十丸。空心，温酒送下。

骗马丹　治寒湿脚气，四肢疼痛，补五脏，壮筋骨，补精髓，注颜，黑发鬓，行步健，大宜常服。

胡芦巴盐炒黄色　破故纸盐炒香　金刚骨酒浸一宿，盐炒　骨碎补去毛，盐炒　甜瓜子盐炒黄色　胡桃仁另研细，以上各一两　乳香另研　没药另研　自然铜火煅，醋淬七次。以上各半两

上除另研外，为细末，醋糊为丸，如梧桐子大，每服三十

---

① 炒：当归草堂本下有"黄色"二字。

② 除：当归草堂本作"将"。

③ 八：当归草堂本作"二"。

④ 存留：当归草堂本作"以"。

⑤ 上：当归草堂本无。

丸，温酒送下。病在上食后，病在下食前，日进三服。

四神丸　治肾经虚损，眼目昏花，补虚益损，及两眼云翳遮睛。

甘州杞子一斤，拣去白醭青焦者，分作四份。一份四两川椒一两炒，一份四两小茴香一两炒，一份四两用盐炒，一份四两用芝麻一合炒，比及炒时先用好酒一盏将枸杞子润过，不然恐炒过性也

上件炒过，将川椒等四味筛去不用，只用枸杞子，加熟地黄、白术、白茯苓各一两，同枸杞子为细末，炼蜜为丸，如梧桐子大，每服五七十丸，空心，温酒送下。

柴胡梅连散　治骨蒸劳，久而不瘥，三服除根，其效如神。及五劳七伤、虚弱，并皆治之。

胡黄连　柴胡　前胡　乌梅以上各三钱

上为㕮咀，每服三钱，童子小便一盏、猪胆一枚、猪脊髓一条、韭根白半钱，同煎至七分，去滓温服，不拘时候。

金锁正元丹　治男子五劳七伤，沉寒痼冷，四肢厥逆，阴盛身寒，脐腹久痛，脏腑软弱，困倦少力，饮食迟化。涩精补气，久服强健驻颜。

白僵蚕炒　破故纸炒　白龙骨　山茱萸汤浸，去核　桑螵蛸炒　黑附子炮　肉苁蓉酒浸　牛膝酒浸　菟丝子酒浸，以上各半两　韭子二两，炒

上为细末，炼蜜为丸，如梧桐子大，每服二三十丸，空心，温酒送下，日进三服，常服有益，妇人亦可服。

人参固本丸（一名二黄丸）　夫人心主血，血生气，气生精，精盛则髭发不白，颜貌不衰，延年益寿。其夭阏者，多由服性热之药，不能滋生精血也。而药之滋补者，无出生熟二地黄与天麦二门冬，人徒知服二地黄而不知服二门冬为引也。盖生地

黄能生精血，天门冬引入所生之地；熟地黄能补精血，用麦门冬引入所补之地，四味互相该载，本草又以人参为通心气之主，五味并归于心，而药之滋补诚无过也。

熟地黄_洗 地黄_{洗，再蒸} 天门冬_{去皮} 麦门冬_{去心，各一两} 人参_{半两}

上五味为细末，炼蜜为丸，如梧桐子大，每服五十丸，空心，温酒盐汤送下。十日明目，二十日不渴，自此可致长生也。

茯苓丹 延年益寿，黑髭发，大有补益。

白茯苓_{去粗皮，为细末，捣碎，阴干，四两} 头面_{十三两} 人参末_{三钱} 青盐_{少许}

上用滚水和成剂如大道，以文武火烧熟，验数分作十日服食，一月服三料，夏加干莲子肉一两，余月加干山药一两。（按："道"一本作"指"）

四妙^①丸 治脾胃虚弱，脾土不能化痰，成窠斗，停于胸臆，饮食既少复迟，当以实脾土则痰下气顺。

肉豆蔻_{一两，用盐酒浸，破故纸同炒干燥，不用故纸} 山药_{一两，酒浸，与五味子同炒干燥，不用五味子} 厚朴_{二两，去粗皮，青盐一两同炒，青盐不见烟为度，不用盐} 大半夏_{一两，每个切作二块，猪苓亦作片，水浸，炒燥，不用猪苓}

上为细末，酒糊为丸，如梧桐子大，辰砂一分，沉香一分，作二次上为衣，阴干，每服五七十丸，空心，盐酒或米饮汤或盐汤送下。

四制苍术丸 燥脾土，固真养胃。

苍术_{一斤，分作四份制。一份四两用破故纸、小茴香同炒，一份四}

---

① 妙：原作"炒"，据当归草堂本改。

两用川楝子同炒，一份四两用川椒同炒，一份四两用青盐同炒

上件同炒毕，余药不用，只用苍术为末，酒糊为丸，如梧桐子大，每服五十丸，空心，米饮汤送下。

驻春丹　缩小便，美颜色。

好白茯苓四两，水飞去皮及沙，细研末　白面一斤，另倾。按："倾"《类聚》作"顿"　人参一两，不犯铜铁，揋碎　川椒一合，以木研碎去目　青盐一匙头

上三味为粗末，水二大碗，煎至一碗，与茯苓、白面和匀如臂大，文武火烧熟，三日服一料，一月服十料，半年之后当减三料，每月只服七料。又半年再减三料，每月只服四料，若两日一次见小便①，方是效也，如此更不要常服。

七仙丹（又名枳壳丸）治虚损，小便频数，健阳。

木香半两　枳壳一两，麸炒，去瓤　白茯苓去皮　川楝子酥炒　知母去毛　小茴香盐炒　甘草去皮。以上各一两

上为细末，炼蜜为丸，如弹子大，每服一丸，空心细嚼，温酒送下，干物压之。

铁瓮先生交感丹　世人中年，精耗神衰，常言百事心灰。盖缘心血少而火不能下降，肾气惫而水不能上升，至心中隔绝，荣卫不和。所苦者，上则以多惊怖，中则寒痞，饮食减少，下则虚冷遗泄，甚至阴痿不兴，脏气滑泄。愚医徒知峻补下田，非惟不能生水滋心，而建伪失真，立见衰悴，夭折之由，常自此始。悲夫，所处此方，广济迷流，然不可忽此药品，志心服之半年，渐展去一切暖药，不可特此而驰嗜欲，然后力习秘固沂流之术，其神效不可②殚述，质之天地，切勿乱传。居易之

---

①　小便：原作"小儿"，海外回归本作"小便"。

②　不可：原无。

祖俞通奉遗训，予年五十一岁，遇铁瓮申先生授此秘术，酷志行侍服一年大补，平日所服暖药一切屏尽，而饮食嗜好不减壮岁，乃此药力之功大矣。今年八十五，享天然之寿，瞑目无憾，犹此药耳。传之普示群生，同登寿域，药后有汤及刷牙药可同用。

茯神四两　香附子一斤，碎去毛，用新米泔浸一宿，炒黄色

上为细末，炼蜜为丸，如弹子大，每服一丸，空心，细嚼，用后汤药送下。

降气汤

茯神二两　香附子半斤，炒，浸如前法　甘草一两半，炙黄色

上为细末，每服二钱，汤点送交感丹。

刷牙药

香附子五两

上用生姜三两，研和滓汁浸香附子三宿，炒黑存性为末，加青盐二钱，拌匀，每日刷牙。

苍术散　治风湿，常服壮筋骨健步。

苍术一斤，用粟米泔浸过，用竹刀刮去筋[1]皮，半斤童子小便浸，半斤无灰好酒浸

上件春五日，夏三日，秋七日，冬十日，取出苍术，于净地上掘一坑，以炭火锻红去炭，将浸苍术酒、小便，倾于坑内，却放苍术于坑内，用瓦器盖覆，用泥固封，经一宿，取出苍术，为细末，每服一钱，空心，盐汤或酒调服，常服除湿、壮筋骨、明目。（按：元本"固封"倒置）

心肾丸　治水火不既济，恍惚多忘，心忪盗汗，夜梦恐惊，

---

① 筋：当归草堂本无。

小便白浊，精滑梦泄，腰膝缓弱，四肢酸痛。补气血，生津液，安神定志。此方解宣慰患脱证，自泄不止，医不能治，服心肾丸、博金散、金锁丹此三方得效，复以壮年精不自泄，三药互换间服。

鹿茸—两，酒涂炙　附子—两，炮，去皮脐　牛膝二两，去苗，酒浸　菟丝子三两，酒浸　熟地黄二两，再蒸　当归—两，去芦，酒浸　远志—两，去心，甘草水煮　苁蓉二两，酒浸　五味子　山药炒　龙骨略煅　人参去芦　白茯苓去皮　黄芪炙，以上各—两

上为细末，用浸药酒打糊为丸，如梧桐子大，每服五七十丸，空心，枣汤送下。

博金散　治脱证自泄。

人参—两，去芦　白茯苓二两，去皮　络石二两　龙骨—两，略煅

上为细末，每服三钱，空心，米饮汤调服，临卧再一服。

金锁丹　治男子妇人滑精鬼交遗泄。

茯苓三钱　远志二钱，去心　五色龙骨三钱，煅红　牡蛎四钱，左顾者，炒赤色　坚白茯苓二钱

上为细末，酒糊为丸，如梧桐子大，每服三四十丸，空心盐汤或酒送下。

锁精丸　治滑泄^①不禁。

川独活　川续断　谷精草　石莲肉去壳^②　生鸡头去壳莲心　干菱米　川楝子酥炒　金樱子　紧龙骨五色　白茯苓　木猪苓　小茴香　藕节

上件各等分，为细末，鸡清为丸，如梧桐子大，每服

---

① 滑泻：当归草堂本作"精滑"。
② 去壳：当归草堂本无。

四五十丸，空心，盐汤送下，干物压之。

二圣散 治失精漏泄久虚。

莲子心一撮　辰砂一分

上为细末，每服二钱，空心，白汤送^①下。

铁刷汤 治男子妇人，一切阴寒失精色败，腰膝疼痛，阴汗不止，肠风下血，痔漏有头者即散，有漏平痊，兼治妇人赤白带下，产后血晕气等疾。用酸浆水一大碗，药末五钱，盐少许，同煎三五十沸，倾在盆内熏之，渐通手洗浴如火热，妇人每日熏浴之，使精秽血如黑汗下，用药人自知。

紫梢花成块，带蒂者佳　拣肉桂　大丁香　蛇床子　吴茱萸各一两　山茱萸去核　天仙子　萝卜子　川椒　细辛　地豆大者，白眉者佳　狗脊　川芎　甘松各半两　天雄一个　白檀　槐角子　白芷　沉香　芸苔子　葶苈子　香附子　芫花　巴戟去心肉苁蓉　木香各二钱

上件为粗末，每煎熏洗。

代灸膏 治老人衰弱，元气虚冷，脏腑虚滑，腰脚冷痛沉重，饮食减少，手足逆冷，不能忍者，用此灸方，功效不能尽述。

大附子一个，炮　吴茱萸　桂皮　木香　蛇床子各半两　马蔺花一两，焙

上为细末，每用药半匙，白面半匙，生姜汁半盏，同煎成膏，摊于纸上，临卧贴脐，以油纸覆其上，棉衣系之，自夜至明乃去，每夜如此贴之，其腰腹如灸百壮，除寒积腰疼，贴腰眼。

---

① 送：当归草堂本作"调"。

补精膏　常服壮元阳，益真气，助胃润肺。

牛髓_{四两，拣去渣}　胡桃_{四两，去皮壳}　杏仁_{四两，去皮尖}　山药_{半斤}

上将杏仁、胡桃、山药三味捣为膏，蜜一斤，炼去白沫，与牛髓同和匀入瓷罐内，汤煮一日，空心服一匙。

妙应丸　治赤白浊通用。

真龙骨　辰砂　厚牡蛎_{以腐草鞋重包，插定火锻，并研细}　石菖蒲_{各二钱半}　川楝子_{煮，去皮，取肉焙，半两}　白茯苓　益智仁　石莲肉　缩砂仁_{各三钱半}　桑螵蛸_{瓦上焙}　菟丝子_{酒浸一宿，焙秤各半两}

上以山药碎炒末为糊丸，如桐子大，每服五十丸，日间煎人参、酸枣仁汤送下，临卧粳米饮汤送下。

法制杏子

杏仁_{一斤，拣板杏真者用}　苍术_{一斤}　白沙蜜_{二斤}　苍术_{一两，去粗皮，泔浸一宿，麸炒}　半夏_{一两，姜汁浸一宿}　木香　当归　人参_{各一两}

上件将杏仁用热水洗净，顿于瓶内，将生苍术一斤为粗末，用水熬一二百沸，将汁浸杏仁，封其口，夏一日一宿，春秋三日三宿，冬五日五宿，去其苍术汁，于锅内炒干，调入蜜半斤，再炒，少时取出，将木香、当归、人参、半夏、苍术俱为细末，拌于杏仁上冷定，用瓷罐盛顿上，用生蜜半斤烧^①上，每日空心细嚼三五十个，面汤送下。若气不顺，加木香末一两；血不和，加当归末一两；若喘息，加人参末一两；若虚弱，加苍术末一两；痰盛加半夏末一两；若妇人血气不和，加当归服。

---

① 烧：当归草堂本作"浇"。

复春丹 治腰腿疼痛。

杜仲_{酥炒断丝} 破故纸_{酒浸一宿，用芝麻炒黄色} 萆薢_{酥炙黄}
巴戟_{去心}。各一两 沉香五钱 胡桃^①五七个，去皮

上为细末，醋糊为丸，如梧桐子大，每服五七十丸，空心，每服药时，先嚼胡桃一枚，同药一处，温酒送下，干物压之。

聚宝丹 治五劳七伤，诸虚不足，温中正气，祛风活血，逐寒除湿，填精益髓，强阴壮阳，聪耳明目，开心益智，暖胃化食，消痰宽中，杀九虫，通九窍，补五脏，秘精气，止梦遗，除咳嗽，养肌肤，治腰膝疼痛，轻身^②。

白茯苓_{去皮} 山茱萸_{去核} 五味子 干山药 石莲肉 鸡头肉 金樱子 巴戟_{去心} 破故纸_炒 杜仲_{去粗皮，炒断丝} 牛膝_{酒浸} 熟地黄_{酒浸，焙} 石菖蒲 远志_{去心} 枸杞子_{酒浸，焙} 龙骨 楮实 茴香_炒 仙茅 苁蓉_{酒浸湿^③，焙干秤^④} 沉香_{以上各一两}

上为细末，枣肉为丸，如梧桐子大，每服五十丸，以朱砂为衣，空心，温酒或盐汤送下，如有气滞不顺，用木香调气散入盐少许，汤调送下。

坎离丸 治心脾肾三经不足。

苍术_{八两}，剉如豆大，泔浸三日，或焙或晒干，分作四处。一份用真乌头一两去皮脐切作片子，又用川楝子净肉一两同苍术一处炒焦黄色为度；一份用川椒去目一两，又用陈皮一两，破故纸一两酒浸一宿炒令干，次下苍术、川椒，一处炒黄；一份用茴香净一两、青盐一两半，食盐炒半

---

① 胡桃：当归草堂本无此药。
② 轻身：当归草堂本无。
③ 湿：当归草堂本无。
④ 秤：当归草堂本无。

两，先下苍术炒熟，次下茴香等，一处炒黄色；一份用醇酿酒醋各一碗浸①苍术令自干就炒燥入后药　麦门冬去心，三钱②焙　天门冬去心，三钱，焙　茯神去粗皮木，三分，炒　远志去心，三分③焙　沉香一两　鹿茸燎去毛，酥炙　胡芦巴酒浸，炒　川巴戟各五钱，去心，酒浸，炒　当归酒浸，净，半两，焙　人参去芦　枸杞子　雀脑川芎　陈皮去瓤，各半两

（茯神、远志各"三分"，此"分"字不合宜，作去声比天门冬三钱加三分也未知是否。按："茯神"以下三十字元本及《类聚》无）

上为细末，好酒煮神曲末二两，打糊为丸，如梧桐子大，每服四五十丸，空心，如补心，枣汤下；补肾，温酒盐汤送下。

金锁丹　此药延年益寿，不老④添精，和血注颜，身轻⑤壮骨，益元气⑥，效不可尽述。

远志去皮心，炒　蛇床子酒浸，微炒　鹿茸各一钱半，炒黄　晚蚕蛾二钱　紫梢花　续断各一钱⑦　海马二封，炒黄色　黑牵牛取头三⑧钱　川山甲五片，炙黄　木香　麝香　乳香各三钱。按："三钱"元本作"二钱半"　川茴香

上为细末，酒糊为丸，如梧桐子大，每服五十九，空心，温酒送下，七日可便见效。

地仙丹　治男子五劳七伤，肾气虚惫，精神耗减，行步艰

---

① 浸：原缺，据当归草堂本补。
② 钱：当归草堂本作"两"。
③ 三分：当归草堂本作"二钱"。
④ 不老：当归草堂本无。
⑤ 身轻：当归草堂本无。
⑥ 益元气：当归草堂本作"养神调气"。
⑦ 一钱：当归草堂本作"一钱半"。
⑧ 三：当归草堂本作"二"。

辛，饮食无味，眼昏耳焦，面色黧黑，皮肤枯燥，女人血海虚冷，月经不调，脏寒少子，下部秽恶。又治肠风痔漏下血，诸风诸气，及虚弱易感寒暑。

牛膝酒浸　苁蓉酒浸　附子炮制，去皮脐　川椒去目，以上各四两　地龙去土，三两　木鳖子去壳，三两　覆盆子　白附子　菟丝子酒浸　赤小豆　天南星　骨碎补去毛秤　川羌活　何首乌　狗脊去毛　草薢　防风去芦　乌药以上各二两　白术　甘草　白茯苓　川乌炮制，去皮脐，各一两　人参　绵黄芪各一两半

上为细末，酒糊为丸，如梧桐子大，每服三四十丸，空心，温酒送下。(此方陶隐居编入《道藏·太清经》后，大有效验)

封脐艾　治腰膝痛，脐腹冷痛，老人、弱人、妇人、小儿泄泻，又宜用之，每日熨烙为效。

海艾　蛇床子各一两　木鳖子二对，生用，带壳用

上为细末，与艾三味相和匀，作一纸圈，于内可以容熨斗，将药可用绵包裹定，安在纸圈内，放在脐上，用熨斗熨之。

白丸子　治元气虚寒，精滑不禁，大便泄泻，手足冷。

阳起石火锻，细研　钟乳粉各一两

上为细末，酒煮附子末糊为丸，如梧桐子大，每服五十丸，空心，米饮汤送下。

黑丸子　治精血耗竭，面色黧黑，耳聋目昏，口干多渴，腰痛脚弱，小便白浊，上燥下寒，不受峻补者，宜服此药。

鹿茸酒蒸　大当归酒浸，各一两

上为细末，煮乌梅膏子为丸，如梧桐子大，每服五十丸，空心，米饮汤送下。

神应丸　治男子妇人五劳七伤。

大黄六两，去皮净　黄连四两，净　血竭三两　犀角末二两

仙人盖一个，醋炙黄色　九肋鳖甲　牛黄三钱①　灵矾二两

上为细末，用好醋一斗，砂锅内同药用文武火熬无醋，焙干，再为极细末，酒糊为丸，朱砂为衣②，如弹子大，每服一丸。服药须要除日破日面东。男子用酒将药化开，空心温服；妇人服，用头红花好酒一盏半，煎至七分，去红花滓，将药化开，面东空心服之。服药后十日，忌生冷、酒、肉、面等物。

（按：元本无"除日"之"日"字）

搜风顺气丸　治三十六种风，七十二气，去上热下冷，腰脚疼痛，四肢无力，多睡少食，渐渐羸瘦，颜色不完黄赤，恶疮下疰，口苦无味，憎寒毛耸，积年癥癖气块，丈夫阳事断绝，女久无子嗣。久患寒疟吐逆泻痢，变成劳疾，百节酸疼。初生小儿及百岁老人皆可服，补精驻颜疏风顺气。

车前子二两半　白槟榔　火麻子仁微炒赤色，退壳，另研入药　郁李仁汤泡去皮，另研　菟丝子酒浸焙干，研作饼，晒干入药　牛膝酒浸二宿　干山药以上各三两　枳壳去瓤，麸炒　防风　独活各一两　锦纹大黄五钱半，半生半熟。按："钱"《类聚》作"两"

上为细末，炼蜜为丸，如梧桐子大，每服二十丸，酒茶米饮汤送下，百无所忌，早晨、临睡各一服。服经一月消食，二月去肠内宿滞，三月无倦少睡，四月精神强盛，五月耳目聪明，六月腰脚轻健，一年百病皆除，老者返少。孕妇勿服。如服药觉脏腑微动，以羊肚、肺羹补之。久患肠风便血，用药治之除根，如颤语謇涩及瘫痪，授以此方，随至平复。若酒后老小能饵一服，宿醒消尽，百病不生，无病不治。此方系辛仲和总管的本方，镇江路五条桥大药铺徐可庵见，今修合出卖。

---

① 三：当归草堂本作"二"。钱：原书不清楚，据当归草堂本补。

② 朱砂为衣：当归草堂本无。

五加皮丸　治男子妇人脚气，骨筋皮肤肿湿疼痛，进饮食，行有力，不忘事。

五加皮_{四两，酒浸，春秋三日，夏二日，冬四日}　远志_{去心皮，四两，春秋三日，夏二日，冬四日，用酒浸，浸透易为剥皮}

上曝干为末，春秋冬只用浸药酒为糊，夏别^①酒为糊，丸如梧桐子大，每服四五十丸，空心，温酒送下。

橘皮煎丸　理脾肾久虚，积冷面黄，呕吐痰水，饮食减少，心腹疼痛，胁肋胀满，绕脐弦急，大肠虚滑，小便频数，肌肤瘦瘁，脚膝缓弱，肢体怠堕，上气咳嗽，痃癖积聚，久疟久痢，肠风痔漏，妇人血海虚冷，赤白带下，久无子息，病皆治之。

陈皮_{去白，取十五两净末，熬膏}　金钗石斛　穿心巴戟_{去心}牛膝_{酒浸}　苁蓉_{酒浸炙}　茄子鹿茸_{火燎去毛，劈开，酒浸炙}　菟丝子_{酒浸，焙干捣}　阳起石_{酒浸焙干，研如粉}　杜仲_{炙，去丝}　厚朴_{去皮，姜汁浸炙}　附子_{泡，去皮脐}　干姜_{炮裂}　肉桂_{去皮}　京三棱_{煨熟，切片}　吴茱萸_{水浸，去浮者，焙干}　当归_{去芦}　草薢_{以上各三两}甘草_{一两，炙}

上一十八味为细末，先用五升于银器内，将橘皮末于酒内熬如饧，然后入诸药末，一处合和搜停，更入臼内捣五百杵，丸如梧桐子大，每服五十丸，空心，温酒送下，或盐汤亦可。

建中丸　治脾胃气弱，冒犯风冷，腹痛肠鸣泄泻。经云：食毕而中^②谓之洞泄。手足冷，面色青白，下部虚寒，中满气短。常服宽中，建脾善胃，育真固气。

大附子_{炮，去皮脐}　大川乌_{炮，去皮脐}　桂心　胡椒　荜茇干姜　良姜_炒　吴茱萸_{去枝，汤泡}

---

① 别：当归草堂本作"则用"。

② 中：当归草堂本作"下（泻）"。

上件各等分，为细末，醋糊为丸，如梧桐子大，每服五七十丸，空心食前，米饮汤送下。

玉关丸 治诸虚不足，膀胱肾经痼败，阴阳不交，致多生病，水欲升而沃心，火欲降而温肾，如此则坎离既济，阴阳协和，火不炎而神自清，水不渗而精自固，久服补益，永无膏淋白浊遗精之患，功效难以尽述。

辰砂半两　鹿茸一两　柏子仁炒，另研　川巴戟各七钱半，去心　黄芪七钱，蜜炙　沉香　苁蓉酒浸　茯神去木　牛膝去芦　石斛去根秤，酒浸　五味子　菟丝子水洗，酒浸蒸　杜仲去粗皮酒浸炒，以上各七钱半　远志去心，一两　川附子二只，去皮脐，各切下顶，剜空心，中安辰砂在内，将切下顶子盖定，以线扎　木瓜大者一个，去皮瓤，切开顶子，装朱砂、附子一只在内，以木瓜切下顶子盖定，用线扎之，烂蒸讫，取出附子，切片焙干为末，辰砂细研，木瓜碾为膏子

上为细末，用木瓜膏杵和，入少酒糊为丸，如梧桐子大，每服七十丸，空心，米饮汤或温酒盐汤送下。

益卫[①]**丹** 治心脉结而散，肺脉浮而软，余脉如经，原其所自，思虑伤心，忧虑伤肺，盖心[②]乃诸血之源[③]，肺为诸气之候，心虚则血少，脉弱则气虚，遂致目涩、口苦，唇燥舌咸，甚则齿为之痛，鼻为之不利，怔忡白浊，腠理不密，易为感风寒，今以补气汤补气以养肺，益荣丹滋血以助心，荣卫日充，心肺戢[④]。治，诸疾自愈。

当归二两，去芦，酒浸焙　紫石英火煅，醋淬七次，研细，一两

---

① 卫：当归草堂本作"荣"。

② 心：原无，据当归草堂本补。

③ 源：原作"流"。

④ 戢：当归草堂本作"职"。

柏子仁炒，另研　酸枣仁去壳　小草　木香不见火　茯神去木　桑寄生　卷柏叶酒炙　熟地黄洗净，酒蒸焙干　龙齿各一两，另研　辰砂半两，另研

上为细末，炼蜜为丸，如梧桐子大，辰砂为衣，每服七十丸，食前，用麦门冬汤下。

补气汤（按：《类聚》云《三因方》润神散）

黄芪三两，去芦，蜜水炙　人参　甘草炙，各半两　麦门冬一两，汤浸，去心　苦桔梗去叶，炒，一两

上为㕮咀，每服四钱，水一盏半，生姜五片，煎至七分，去滓，温服，不拘时候。

补养丸　补善元气，滋益气血，暖水脏及下元。

菟丝子洗净，捣为末，四两　破故纸炒香　益智仁各一两　杜仲一两，去皮，用生姜自然汁拌匀，炒断丝　山药一两，剉碎，炒黄　茴香一两半，炒香　苍术二两，米泔浸，切片，麸炒

上各为细末，酒糊为丸，如梧桐子大，每服五十丸，空心，温盐酒盐汤送下。

杜仲丸　补心肾，益气血，暖元脏，缩小便，壮力^①。

莲肉去心，四两　龙骨七钱半，新瓦上煅，另研细　益智仁　破故纸炒香　茴香各二^②两，微炒　牛膝去苗，一两，酒浸洗　白茯神去皮木，一两　杜仲去皮，剉碎，酒拌，炒断丝，一两　菟丝子四两　桃仁汤泡，去皮尖净，炒，一两

上为细末，用山药四两炙为末，打^③糊为丸，如梧桐子大，每服五十丸，枣汤送下，空心食前。如欲暖水脏，减去莲肉、龙

---

① 壮力：当归草堂本无。

② 二：当归草堂本作"一"。

③ 打：当归草堂本作"酒"。

骨、白茯神，加好醋、酒兼糟四两，连须葱白四两，苍术四两，米泔浸洗一夕，切片，连葱糟捣淹一宿成饼，晒干，炒令热，入前药同炒。

草还丹　夫草还丹者，不用金石，不加燥热，不伤五脏，只以草药为用，全在制度之妙，得水火既济之术，夺丹砂烧炼之功。大壮脾胃，能进饮食。且脾属中央之土，乃五脏之主，一失调养，则五脏俱虚，百病由此而生。此药益精髓，补肾经，固元阳，轻腰脚，安五脏，通九窍，令人耳目聪明。有一老人，年七十以上，常服此药，悦颜容，乌髭发，固牙齿，能夜书细字，延年益寿，乃仙家之良剂，平补大有效验。

苍术四两，一两酒浸，一两醋浸，一两米泔浸，一两盐水浸，各一宿　胡芦巴一两，酒浸一宿　破故纸一两，酒浸一宿　覆盆子二钱，拣净　茴香二钱，新肥者　川楝子一两　木香半两，坚实者　山药坚白者　川山甲酥炙黄　地龙去土净　茯苓坚圆者　枸杞子　牛膝各二钱，酒浸　一宿

上件晒干为细末，无灰酒糊为丸，如梧桐子大，每服三五十丸，温酒送下，或盐汤亦可，干物压之。空心服毕，须行百步，使药力行，日进二服。此方得之刑部令史王国宝渠隶事时，有一僧子窝藏强盗，部拟死，渠人出之，后僧子以此方谢。嘱之惟西平章有此方，不可乱传，当珍藏之。后渠人佐西平章，于方册内得此方，药味、分两、制度相同，乃平章常服药。

加减太乙金锁丹　专治秘精，益髓大有功效。

莲花蕊四两，未开者，阴干秤　五色龙骨五两，细研　覆盆子五两　鼓子花三两，五月五日采　鸡头一百颗，生，取肉，作饼子，晒干

上为细末，取金樱子二百枚，去毛、子，木臼内捣烂，水七升，煎取浓汁一升，去滓和药，再入臼内，杵一千杵，丸如梧

桐子大，每服三十丸，空心，盐酒送下，服百日永不泄，如要通，即以冷水调车前子末半合服之，如欲秘，再服之。忌葵菜。

灸劳病方

从下数至第三根短肋梢尖上，灸二七炷，男左女右，又于项后数下至第三脊沟点穴灸，随病人年纪，几十岁即灸几十炷。

（王千户家传甚效）

鸡清丸 治男子妇人精滑，下元虚冷及疝气证，妇人经脉不调，大人小儿皆可服。

川独活　谷精草　续断　茵陈

上为细末，鸡清为丸，如梧桐子大，每服五十丸，空心温酒送下，干物压之。

胡芦巴丸 治虚损不可医之疾，极能关锁精气，升降阴阳，功效如神。

附子炮，一两，去皮　川乌炮，去黑皮　沉香　酸枣仁汤泡，去皮　当归去芦　川芎　柏子仁去壳　胡芦巴　巴戟去心　破故纸微炒　龙骨　牡蛎煅　天雄炮　赤石脂以上各一两，煅　鹿茸二两，酥炙　茴香二两　泽泻半两　生硫黄明者，七钱半，生用

上为细末，酒糊为丸，如梧桐子大，每服五十丸，空心，盐汤米饮送下，日进二服。

陈橘皮丸 治虚劳坚癖，腹胀羸瘦，食久不消，面色痿黄，四肢少力。

陈橘皮汤浸，去白，炒　木香　厚朴去粗皮，姜汁浸　硫黄细研　大黄剉，炒　槟榔生剉，以上各一两

上六味捣罗为末，炼蜜为丸，如梧桐子大，每服二十丸，温酒或米饮送下。

卷八 泻痢门

木香汤 治赤白痢久不瘥。

黄连 木香 干姜各一分 乳香半两

上四味为细末，每服二钱，空心用米饮汤调服，大有效验。

香连丸 治赤白痢。

木香一两，一半生用，一半糯米炒，米黄为度，去米不用 黄连一两，一半生用，一半用茱萸炒黄色，不用茱萸

上为细末，米粉或粟米饭为丸，如梧桐子大，每服三十丸，空心，米饮汤送下。

神效鸡清丸 治一切泻痢。

木香二两 黄连二两半 肉豆蔻十个，大者

上三味，先为细末，取鸡子清搜药作饼子，于慢火上炙令黄色变红者，稍干，再为末，面糊为丸，如梧桐子大，每服五十丸，空心，米饮喝下。

固肠丸 治泻痢及泄泻。（史橘斋家传）

肉豆蔻面裹，煨 龙骨煅研，水飞 阿胶蛤粉炒 赤石脂煅七次，醋淬研 附子炮 干姜炮制 木香湿纸裹煨 人参去芦，以上各一两 沉香半两，锉，不见火 白术二两，炒 诃子去核，二两

上为细末，粳米糊为丸，如梧桐子大，每服七八十丸，空

心，米饮汤送下。服药后觉热，去附子加茱萸一两，黄连一两。

椒红固肠丸 治脾胃积冷，肠鸣，大便滑泄，腹痛。

神曲六两，剉作小块，炒香熟　白术一两，剉，炒干　川姜去皮，炮干，三两　川椒去目，炒去汗，取红净一两半　厚朴去粗皮，姜制，一两　肉豆蔻三两，面裹煨

上为细末，别用蒜不拘多少，湿纸裹煨香熟，剥净研如泥，熟汤化开，滤去滓，少入面打糊，搜药为丸，如梧桐子大，每服七八十丸，空心，米饮汤送下，日进二服。

红豆丸 治脏腑泄泻，名为飧泄。

麦蘖炒　半夏汤泡七次　砂仁　神曲各一两半，炒　硇砂醋化　甘草　青皮去瓤　陈皮去白　郁金　红豆　藿香　棠毬　蓬术各一两①，煨　良姜　荜茇各二两　丁香半两，不见火

上为细末，水煮面糊为丸，如梧桐子大，每服一百丸，米饮或随物空心送下。病甚者日进三服。

白术调中丸 治脾胃不和，心下坚痞，两胁胀满，脐腹疼痛，噫宿腐气，霍乱吐泻，米谷不消，久痢赤白，脓血相杂，多日羸瘦，不思饮食。

神曲四两，炒　白术半两　人参去芦　白茯苓去皮　猪苓去黑皮泽泻各三钱　木香二钱　官桂一钱半，去粗皮　干姜炮　甘草去皮，炙，各一两

上为细末，面糊为丸，如梧桐子大，每服五七十丸，空心，淡姜汤送下。

神应丸 治水泻、食泻、积泻，赤白痢、休息痢，无问远年日近，并皆治之。

_____

① 各一两：当归草堂本无。

黄连二两，一半生用，一半熟用炒　吴茱萸净，二两　罂粟壳二两，去筋末十分，炒黑黄色　木香二两，俱要用心，秤足

上为细末，用陈仓米糊，同好米醋打糊为丸，如梧桐子大，每服五七十丸，空心，米饮汤送下。

乳豆丸　治脏腑泄泻不止。（詹教授传。按：《类聚》"詹"上有"常州"二字）

乳香二两，另研。按：《类聚》"二"作"乙"　肉豆蔻面裹煨熟，取豆蔻，切碎为末。按：《类聚》"面"上有"二两"二字，"碎"下有"别研"二字

上为细末相和，用陈米糊为丸，如梧桐子大，每服五七十丸，空心用米饮汤送下。

二神丸　治脾肾泄泻不止。（程裕卿推官传）

破故纸半斤，炒　肉豆蔻四两，生

上为细末，用肥枣取肉研膏，和药杵，丸如梧桐子大，每服五七十丸，空心，用米饮汤送下。

二神丸加木香二两，名木香三神丸。孙真人云：补肾不若补脾。许学士云：补脾不若补肾。盖肾气怯弱，则真阳衰劣，不能蒸脾胃，脾胃多寒，令人胸膈痞塞，不进饮食，迟于运化，或腹胁虚胀，或呕吐痰涎，或肠鸣泄泻。譬如鼎釜之中，有诸米谷，无火力，虽终日不熟，其何能化？用破故纸则补肾，用肉豆蔻则补脾。愚见之二药，虽兼补脾肾，但无斡旋，往往常加木香以顺其气，使之斡旋，空虚仓廪，仓廪空虚则受物。屡用见效，加至百丸，空心，米饮汤入盐少许送下。

五味子散　专治白泻不止[1]。

---

[1]　专治白泻不止：当归草堂本作"治五更天明溏泻"。

五味子二两　　吴茱萸五钱，细粒绿色者佳

　　上二味同炒香熟，碾为细末，每服三钱，陈粟米饮汤，空心，临卧调服，日进二服，至三日脏腑微利，至七日痊愈①。

---

① 上二味同炒香熟，碾为细末，每服三钱，陈粟米饮汤，空心，临卧调服，日进二服，至三日脏腑微利，至七日痊愈：当归草堂本作"上同炒香为末，每服一钱，陈米汤下"。

卷九　头面口眼耳鼻门

盏落汤　治偏正头疼头风。

麻黄_{去根节，七钱半}　人参_{去芦，五钱}　陈皮_{去白，七钱}　甘草_{去皮，八钱}　御米壳_{去隔、瓤、顶蒂，三钱，蜜炒黄}

上为㕮咀，每服五钱，生姜七片，煎至七分，去滓温服，食远服下。

乳香当归散　治内障眼，伤风伤寒，攀睛胬肉多年，眼中倒睫卷毛。

凤凰衣　当归　薄荷叶　荆芥穗　藁本　谷精草　石膏_煅　没药_研　白葛根　菟丝子_{淘去沙，酒蒸}　蔓荆子　自然铜_{火煅醋淬七次，研}　苦丁香　汉防己　川芎　赤小豆　乳香_研　百^①节菖蒲_{去毛炒}　香白芷　火龙爪　郁金_{以上各一钱}　雄黄_研　定风子　细辛_{各一钱半}

上为细末，每日三次，早晨、午时、临卧鼻内搐之。

画粉散　治鼻衄血出不止，一二服除根。

白土_{即画匠所用画粉}

上极细研，每服五钱，新井花水调服立止。

珍珠散　治偏正头痛头风。

---

① 百：当归草堂本作"九"。

盆硝_{七钱半}　白滑石_{一两}　乳香_{一钱半}　片脑_{少许}

上另研为极细末，再同研细，每用一字，口噙水，鼻内
搐之。

槟榔散　治鼻头赤。

鸡心槟榔　舶上硫黄_{各等分}　片脑_{少许}

上为细末，用襦绢帛包裹，时时于鼻下搋磨，鼻闻其臭效，
又加蓖麻子肉为末，酥油调，临睡少搋于鼻上，终夜得闻。

又方

枇杷叶_{一两，去毛阴干，新者佳}　栀子_{半两}

上为细末，每服二三钱，温酒调下，早晨服先去左边，临
卧服去右边，效如神。

都梁丸　治偏正头风及一切头疼。

香白芷_{二两，晒干}

上为细末，炼蜜为丸，如龙眼大，每服二三丸，食后细嚼，
煎芽茶清送下。

姜蝎散　治耳聋神效。

全蝎_{四十九个，去蛰}

上将蝎泡湿，用糯米半升于大瓦上铺平，将蝎铺于米上焙
干，令米黄为度，去米不用，又切生姜四十九片，每片放蝎再
焙，姜焦为度，去姜不用，将蝎碾为极细末，三五日前每日先
服黑锡丹三五服，临服药时，令夜饭半饱，服时看其人酒量，
勿令大醉。酒调服毕，令其人睡，切勿令人叫醒，令熟睡，却
令人轻唤，如不听，得浓煎葱白汤一碗令服，耳即鸣。

海青膏　点眼^①，一切昏翳内障眼疾。

---

① 眼：当归草堂本此下有"治"字。

黄丹四两，水飞　诃子八个，去核为细末　乌鱼骨三①钱，白者
青盐一两，另研　白沙蜜净者，一斤

上件将蜜滚去白沫，先下黄丹，用槐条四十九根，少时下
余药，不住手一顺搅，直搅蜜紫色，滴水中不散者为度。后用
黄连二两为末，用水三大碗倾于熬药锅内熬数沸，将锅并槐条
洗净。上药别用瓷器内收之澄清，专洗风赤冷泪等眼，先熬出
膏子药，点云翳白膜等疾，昔人曾以此药专以②救人。

蛐蜒入耳方

将蜗牛全搋碎，置于耳鼻即出。按：元本"蛐蜒"云云次行有"蜗
牛"二字，"将"上有"右"字

黄连膏　治一切眼疾。(刀提领传《得效方》)

黄连十两，去须　蕤仁三钱，去壳研。按："钱"元本作"分"　杏
仁七十个汤泡去皮尖　木贼七钱，去节　草龙胆二两，去土

上将药各择洗干净，用水一斗浸之，春秋三日，夏二日，
冬五日，入锅内熬至半升滤出，再用水七升熬至小半升滤出，
再用水五升熬至不到半升，取出，用重绢滤过，熬至半升，倾
于碗内，重汤煮为膏子，盛于瓷器内，每用米粒大，于盏内用
水一滴浓化开，以钗头点之三五遍，口内觉苦立效。

飞虎散　专治偏正头风。郑参政传有效方

白附子　香白芷　荆芥穗　石膏煅，研　薄荷叶　天麻
川芎　防风以上各半两　两头尖一两，黑心者不用，明白者佳　苍术
一两，泔浸

上为极细末，每服一钱，临卧，温茶清调服，服后忌食。

按：元本"食"下有"热物"二字

---

① 三：当归草堂本作"一"。
② 专以：当归草堂本作"随处"。

洗头明眼方

凤眼草即椿树上固固翘也，烧灰淋水洗头，依日期洗，经一年眼如童子，眼明及加椿皮灰尤佳。按：元本"翘"作"翘"，无"期"字，"经"上有"之"字

上用正月七日、二月八日、三月四日、四月五日、五月二日、六月四日、七月七日、八月三日、九月二十日、十月二十三日、十一月二十九日、十二月十四日。

治茧唇方

黄柏一两　五倍子二钱　密陀僧少许　甘草少许

上除黄柏外为细末，水调匀敷于黄柏上，火炙三五次，炙尽药末为度，将黄柏切成薄片，临睡贴之，天明即愈。

双美丸　治眼目昏花。

甘菊花一斤　红椒去目六两

上研为细末，用新地黄汁为丸，如梧桐子大，每服五十丸，临卧茶清送下。

甘石膏　点眼昏花视物不明。（乌马儿监司经验方）

炉甘石研　代赭石煅，醋淬七次，研　黄丹各四两，水飞　白沙蜜半斤

上将二石碾为细末，次与黄丹和，用铜锅将蜜炼去白沫，更添水五六碗，熬沸下煎药以文武火熬，用一碗，用铜器搅，试将药滴水中，沉下为度，方可住火。熬成，用夹纸四重滤过，用净瓷器盛，贮蜜封，不要透下尘土，恐点时瘾眼，眼如昏花，不时点之有验。

神效散　治偏正头疼。

川芎二钱　牡丹皮二钱半，去骨　滑石二钱，研　御米壳三钱，蜜炒黄色

上为㕮咀，每服五钱，生姜一两，水一盏半，煎至七分，去滓，临卧温服。

大全宝光散 治远年日近风眩烂眼，除昏退翳，止泪截赤定疼。

黄连半斤，去须 当归二两二钱① 蕤仁一两六钱，去皮油 生白矾二两二钱 甘草二两二钱② 杏仁二两四钱，去皮尖 草龙胆四两八分 干姜二两四分 赤芍药三两三钱

上用骨刀子剉细，秫米大，不捣，每用二钱，水一大盏，煎数沸，去滓，热洗。

秘传羊肝丸 治男子妇人肝经不足，风毒上攻，眼目昏暗，泪出羞③明，怕日癔涩难开，或痒或痛。又治远年日近内障、外障眼疾，攀睛瘀肉不能治，用此药治之，最宜常服。

白羊子肝一个，洗净，去膜 黄连去须，捣罗为末

上将羊肝先入沙盆内杵烂，逐旋入黄连末，拌搭，干湿得所，丸如梧桐子大，每服四十丸，食后，以温浆水送下，连作五剂，但是诸般眼疾，及障翳青盲者，并皆治之。忌食猪肉、蒜、生芫荽、冷水等物。

大良膏 治眼目昏花。

井盐五钱，无，青盐代之 诃子一个，去核 黄连去须，五钱 乌贼鱼骨二钱半，去甲 黄丹三两，水飞

上为细末，用好蜜十两，熬去白沫，滤净，入前药末于银铜器内，用文武火慢熬，用槐柳条搅成膏，紫色为度，用净瓷器盛贮，于地内埋一伏时，去其火毒，取出，每用豆大一块，

---

① 二钱：当归草堂本无。

② 二钱：当归草堂本作"三分"。

③ 羞：原作"差"。

温水化开，洗眼。(按：元本"十"上有"一"字)

青黛散 治眼倒睫极效。

猬刺 枣树上黄直棘针 香白芷 青黛研

上各等分，为细末，左眼倒睫，口噙水，左鼻内嗄之；右眼倒睫，右鼻嗄之。

治耳聋方

用苍术一块，长七分，将一头削尖，一头截平，将尖头插于耳内，于平头上安箸头大艾炷灸，聋轻者，灸七炷；重者，灸十四炷，再觉耳内有热气者效。

白附丹 治男子妇人面生黑斑点。

白附子三两 白及 白蔹 白茯苓 密陀僧研 白石脂研 定粉研，各等分

上为细末，先用洗面药洗净，临睡用人乳汁，如无，用牛乳或鸡子清调，如合就用乳将药末丸如龙眼大，窨干，逐旋用温浆水磨开敷之。

治远年风眼

杏仁二^①十一个，去尖，分作三分。按：元本"二"作"一" 粉草一寸，分作三分

漱口净，将杏仁一分，甘草一分，同嚼烂如泥，吐于瓷盏内，三分俱如此嚼烂，用铜绿二钱，研为极细末，与前药和匀，用新井水一盏，将水漱口，吐于药内，如法搅匀，以帛滤过，澄清，于眼大角点之立效。勿令尘灰于药内。

治近年之眼(按："之"元本作"风")

铜绿研 寒水石研

---

① 二：当归草堂本作"三"。

上各等分，碾为细末，用五七沸滚水浸在^①药内^②，搅匀澄清，将水面上药膜掠去，将清药水于眼大角点之，勿令尘灰于药内，立效。

截恶眼立效方

好明矾_{如黑豆大块}　山栀子_{一个，剥去皮}

上将二味咬碎，用无襯绢帛包定，用井花水半小盏浸之，候水浸透，水黄，洗眼三二十次，一宿，次早无事立效。

千金神曲丸　主明目，百岁可读细字。

神曲_{四十两，炒}　辰砂_{十两，另研。按：元本"十"上有"一"字}
磁石_{二十两，火锻醋淬七次}

上为细末，用神曲打糊为丸，如梧桐子大，每服二十丸，米饮汤送下。常服益目。众谓丹砂畏磁石，犹火畏水也，今却合用之。朱砂乃火而入心经，磁石乃水而入肾经，心肾各得其养，则目自然明矣，神曲倍于二品者。无他目疾，多因脾胃有痰饮，渍浸于肝，久则昏眩，用以健脾胃，消痰饮，则取功效。

重明膏　治眼内云翳，无问远年。不退者及诸般眼疾昏花，辇真八提点眼内生白翳，十二三年治不效，得此方点退翳，即日安痊复故，只内障不治。

白沙蜜_{半斤}　黄丹_{二两，水飞过}　诃子_{四个，沉水者用，去核}
柳枝_{东南向者，四十九条}

上将蜜炼净，用绢滤过，盛放瓷器内，将诃子、黄丹入蜜内，放风炉上熬，用手一顺搅之，文武火不许太过，熬成金丝膏，用手捻不粘手为度。又用东南上槐条，手折寸长，一白碗（按："白碗"一本作"百枚"），用水三大碗熬至一碗，将前膏子用

---

① 在：当归草堂本无。

② 内：当归草堂本无。

槐条水解稀稠得所，用净瓷器收贮，密盖封，于地上顿放三日，令去火毒，再用绢滤过方用。熬药时鸡、犬、妇人皆避之。

洗面药方

零陵香　檀香镑　丁香　茅香　藿香　白术　白及　白蔹
川芎　沙参　防风　藁本　三奈子　天花粉　木贼　甘松　楮
桃儿①　黑牵牛　白僵蚕炒去丝　香白芷以上各一两　绿豆五升②，
沸汤泡一宿，晒干　肥皂角五十定，去皮弦

上为细末，每日洗面用之。治面上游风，诸般热毒，风
刺③，光泽精神。

拨云膏　治男子妇人诸般眼患，不问年远日近。

黄丹四两，细研，水飞　炉甘石四两，用童子小便煅淬五七
次，研细，黄连水洗④五七次　青盐　硇砂　乳香　雄黄　川芎
末⑤　黄连末⑥　枯白矾　轻粉　甘草末⑦　密陀僧　麝香　龙
脑　当归末⑧　白丁香以上各半钱，研　硼砂⑨　朱砂各三钱，研
没药　海螵蛸各二钱，研，去甲

上件修合各如法，研细，用白沙蜜一十五两，慢火熬，初
沸下黄丹，二沸下炉甘石，三沸下诸粟末，不粘手为度，用瓷
盏内热水泡开，热⑩点眼，不拘时候。

---

① 楮桃儿：当归草堂本作"桃仁"。
② 升：当归草堂本作"斤"。
③ 刺：此下当归草堂本有"等证，即令"四字。
④ 洗：当归草堂本作"飞"。
⑤ 末：当归草堂本无。
⑥ 末：当归草堂本无。
⑦ 末：当归草堂本无。
⑧ 末：当归草堂本无。
⑨ 硼砂：当归草堂本无。
⑩ 热：当归草堂本无。

灵光还睛膏 治一切眼疾。

川黄连一[①]两，剉如大豆许，用童子小便浸一宿，滤去滓，晒干，为末　炉甘石六两，炭火在铁片上烧红透，于黄连汁内蘸之，依前烧七次，研为末　黄丹三两[②]，飞净。按：元本"飞"上有"水"字　当归二钱，净末[③]　乌鱼骨末[④]　白丁香末　硇砂另研　轻粉各一钱，另研。按：元本"钱"作"分"　麝香另研　乳香各半钱，另研

上件一十味，俱为细末，用白沙蜜一十两，银器内或砂锅内亦可，先熬五七沸，以净纸搭去面上腊，取净，除黄丹外，下余药，用湿柳条搅匀，次下黄丹，再搅匀，于慢火内徐徐搅至紫色，不粘手为度，急丸如皂角子大，以纸裹之，每用一丸，新汲水于小盏内化开，时时洗之，其效不可尽述。

治赤眼头风等证 （此方名为神圣）

乳香　没药　川芎　石膏　雄黄各二钱，同半两盆硝共用

上件将为细末，专治赤眼冷泪，头风，耳聋耳痒，鼻塞声重，一搐牙疼便住。

---

① 一：当归草堂本作"四"。

② 两：当归草堂本此下有"研细，水"。

③ 净末：当归草堂本无。

④ 末：当归草堂本无。

卷十　发齿门

丁砂散　掠髭发。

大诃子一个　母丁香一十五个　百药煎一钱

上为极细末，用水一大碗，熬数沸，不去滓，收于净瓷器内，每夜临卧，温浆洗净髭发，用药水掠之，次早用温浆水净洗，百日其髭发自黑。药用更浸一新钉尤妙，妇人亦可用。

妙应散　牢牙，疏风，理气，黑髭发。

白茯苓　辽参　细辛去叶　香附子炒，去毛　白蒺藜炒，去角　川芎　缩砂以上各五钱　龙骨研　石膏煅　百药煎　白芷以上各七钱　麝香少许，研①

上为细末，临卧，早晨温水刷之。

三青膏　乌髭发。

生胡桃皮　生石榴皮　生柿子皮

上先将生酸石榴剜去内瓤子，拣丁香好者，装满通称分两，然后却将胡桃皮、柿子皮与所装石榴、丁香停分晒干，同为细末，用生牛奶和匀，盛于锡盒内或瓷器内，密封之，埋于马粪内，十日取出，将白线一条拉紧，点些膏子于线中，待药力行至两头皆黑彻者，是药中也，如不黑，再于马粪内埋数日。

---

① 少许，研：原无，据海外回归本补。

刷牙药 （南岳批降此方。）

猪牙皂角及生姜，西国升麻熟地黄。

木律旱莲槐角子，细辛荷蒂用相当。

青盐等分同烧煅，研煞将来用最良。

明目牢牙须鬓黑，谁知世上有仙方。

菊花散 治头发脱落，洗发。

甘菊花二两　蔓荆子一两　干柏叶一两　川芎一两　桑白皮一两，净　白芷一两　细辛去苗，一两　旱莲草一两，根梗花叶并用

上件为㕮咀，每次用药二两，浆水五大碗，煎①至三碗，去滓，洗头。

滋荣散 长养发，发落最宜。

生姜皮焙干，一两　人参一两

上为细末，每用生姜一块，切断蘸药末于发落处擦之，二日一次用。

沉香散 治刷牙，坚固牙齿，荣养髭发。

沉香二钱半，镑　白檀一钱半，镑　苦楝子破四片炒，半两②　母丁香一钱半　细辛去苗，半两　酸石榴皮二钱半　当归半两　诃子皮二钱半　香附子半两，炒去毛　青盐二钱半，研　荷叶灰一钱　青黛二钱半，研　乳香一钱，研　龙脑半钱，研　麝香半钱，研

上为细末，每用③半钱，如常刷牙，温水刷④漱了，早晚二次用。

追风散 治诸般牙疼。

---

① 煎：原无，据当归草堂本补。

② 两：当归草堂本作"斤"。

③ 用：当归草堂本作"日"。

④ 刷：当归草堂本无。

贯众　鹤虱　荆芥穗以上各等分

上为咬咀，每用二钱，加川椒五十粒，用水一碗，煎至七分，去滓，热漱吐去药立效。

诃子散　乌髭发。

诃子两个，去核　没食子　百药煎三两　金丝矾一两半，研　针砂三两，用好醋一碗，瓷器没三日，炒七次

上将荞面入针砂打糊，先夜，将针砂糊抹在头上，用荷叶包到天明，用温浆水洗净；次夜，却将前药末四味调入针砂糊内，用生姜一块揾碎，再加些少轻粉，一处调匀，抹在头上，用荷叶包到天明，用温浆水加数点清油在内洗净，其发黑且光。

五神还童丹

堪嗟髭发白如霜，要黑原来有异方。

不用擦牙并染发，都来五味配阴阳。

赤石脂与川椒炒，辰砂一味最为良。

茯神能养心中血，乳香分两要相当。

枣肉为丸桐子大，空心酒温十五双。

十服之后君休摘，管教华发黑加光。

兼能明目并延寿，老翁变作少年郎。

赤石脂　川椒①　辰砂　茯神　乳香以上各一两

此方乃仙家传授，无问老少皆可服。

刷牙药

香附子去毛，炒熟，一两②　大黄火煅

上用橡子二十个，内一十八个装满青盐，于砂器内摆定，用碗盖之，烧存性，与生橡子二个并香附子、大黄同为细末，

---

① 川椒：当归草堂本后有"炒"字。

② 一两：当归草堂本无。

每日刷牙，掠髭鬓。

神仙长春散 治牙齿动摇疼痛，牢牙黑髭发，至老不白，深有神效。（太平宣差传[1]）

皂角一斤，去皮弦，虫蛀不用　食盐四两，二味同烧炼　香附子净四两，炒去毛　青盐四两，研　牛蒡子四两，炒　莲花蕊一两藿香一两　旱莲草一两　麝香一分，研　脑子一分，研

上将皂角剉碎，用小瓦盆两个，上盆底钻小孔三个，下盆装一重皂角，一重食盐四两，都装下盆内，相合泥固，炭火煅炼，烟青为度，取出，同前药碾细，入麝香、脑子同为细末，每日早晨、临卧刷牙甚妙。

风牙疼[2]

细辛去叶　草乌头[3]各等分

上为细末，先以冷水漱净，用手指点药擦牙[4]，须臾立愈。

虫牙疼

天仙子不以多少，烧烟，用竹筒抵牙，引烟熏之，其虫即死，永不再发。

掠髭鬓方

白檀末一钱　香白芷一钱　白及一钱　三奈子三钱，面包烧熟为度　滑石研　零陵香二钱　青黛一钱，研　百药煎一钱，另研甘松一钱，去土

上为细末，用浆水一大盏，药末一钱，用瓷器内收盛，如法盖覆，勿令灰尘坐落，早晨梳洗毕掠之，不过十数日有验。

---

① 传：当归草堂本后有"德生堂方，兼治牙龈牙宣，但无香附子"。
② 风牙疼：当归草堂本注"德生堂作细辛散"。
③ 草乌头：当归草堂本注"极好者"。
④ 牙：当归草堂本后有"李德生堂方，吐去涎三次即止，药不可咽下"。

用尽再添浆水药末。

蒺藜散 治打动牙齿。

蒺藜根

上烧灰贴，动牙即牢。

干洗头药方

香白芷　零陵香　甘松　滑石_研

上各等分为细末，掺于发内梳篦。

治牙齿动摇（出《总录》方）

黑锡半斤，大锅内镕成汁，于入桑条灰，柳木搥研合成沙

上一味，以熟绢罗为末，每日早晨如常揩牙后，用温水漱在盂内，以水洗眼，能明目黑髭发。（按："发"元本作"鬓"）

卷十一　咽喉门

罗青散　治咽喉单双乳蛾。

蒲黄_{五钱}　罗青_{三钱，研}　盆硝_{三钱，研}　甘草二^①_{钱，研}^②。

按：元本无"研"字

上为细末，每服一钱，冷蜜水调，细细咽之。吞不下，鸡翎蘸药喉内扫之立效。

粉香^③散　吹乳蛾即开。

白矾_{三钱}　巴豆_{二粒，去皮}　轻粉_{少许}　麝香_{少许，研}

上于铁器上飞白矾至沸，入巴豆在上，矾枯，去巴豆不用，为细末，三味和合吹喉。

治喉风单双乳蛾

墙上土蜂窠_{一个，碾极细}

上先用楮叶，将病人舌用叶擦破，微令血出^④，将蜂窠土用醋调，用鹅毛蘸药于喉中捻之，令痰涎出为效^⑤，后用扁竹根擂碎，调冷水与病者，只服三口，利三行即愈，就^⑥用冷水漱口，

---

① 二：当归草堂本作"三"。

② 研：当归草堂本无。

③ 粉香：当归草堂本作"香粉"。

④ 出：当归草堂本此后有"继"字。

⑤ 效：当归草堂本作"度"。

⑥ 就：当归草堂本作"后"。

立愈。

治急喉风

灯草用手一大握，除去两头

上将灯草用新瓦一个盛之，又用新瓦一个盒之，以火焚烧成灰，再将盐一大匙头，于就瓦上炒存性，二物和合，用苇筒一个，用药一捻，吹于喉中，涎出为效，吹三次立愈。

哑瘴咽喉乳蛾方

雄黄五钱，研　郁金五钱　白矾二钱半，生用，研　胆矾半钱，研

上为极细末，以竹筒吹入喉中，立能言语。

一捻金散　治乳蛾及风热上攻，咽喉肿痛。

真僵蚕去丝嘴，三条，姜汁浸湿，炙黄色　防风鼠尾者，去叉，二钱　明矾三钱，研

上为极细末，用竹筒吹于喉内立愈。

卷十二　杂治门

疯狗咬

用桃核壳半个，将野人干（即人之大粪也）填满以榆皮盖定，掩于伤处，用艾于核桃上灸二七十四炷即愈，永不复发。

治针入肉不出

腊姑脑子搥烂涂上即出

上用硫黄研细，调贴，以纸花贴定，觉痒时其针即出。

又方

针入肉不得出者，用双杏仁捣烂，以车脂调匀，贴在针疮上，其针自出。

破伤风欲死者

用蜈蚣碾为细末，擦牙吐去涎沫立苏。

鱼骨鲠在喉中

用软饧一块令食之，即下，极妙。

淋涩诸般沙石者

琥珀二钱，明者，研①细

上为细末，空心，用葱白浓煎汤下调服，无问诸般淋证，一二服立效。

---

① 研：原无，据海外回归本补。

雄灵散 治毒蛇所伤，昏闷欲死者。

五灵脂一两，真者，酒洗去砂石，干用 雄黄半两，明好者，研

上为细末，每服二钱，酒调灌之，就以药末调涂伤疮口，良久，再一服，神验。(按：元本"之"作"下")

雄黄散 治毒蛇所伤。

雄黄无问多少

上为细末，用莴苣菜自然汁捏为饼，好酒调化服，就用药涂伤处。

雄辛散 治恶蛇及疯犬所伤。

细辛荜茇及雄黄，好酒研来入麝香。

不问恶蛇并恶犬，管教一服便安康。

上各等分，为细末，每服二钱，好酒调下。

玉真散 治破伤风及金刃伤、打扑伤损。昔张叔潜知府宰清流日，以此二方授直听医者，救欲死者数人。凡居官者不可无此二方，极效。

天南星 防风

上等分为细末，破伤风以药敷贴疮口，然后用药一钱，温酒调下，如牙关紧，角弓反张，用药二钱，童子小便调下。或因斗殴相打，内有伤损，以药一钱，温酒调下，打伤至死，但心头微温，以童子小便调二钱，灌下，速进三服。天南星为防风所制，服之不麻。续再有一方亦妙。(追出黄水尽为效，一日一次换)

又方 (亦张叔潜知府得之朝医李子厚)

黄蜡一块，用热酒化开服，立效，与前治破伤风玉真散一对连用。

治竹木刺扎入深不得出

乌羊粪

上将乌羊粪烂捣，用水和奄于伤口厚敷之。曾有一庄仆脚心中刺不得出，痛苦欲死，以此药黄昏敷上，痛尤甚，至四更，其刺出，遂安。（按：元本无"乌羊"二字）

解毒散 治毒蛇、射工、沙虱等伤着人，眼黑口噤，手足直强，毒气入腹。

白矾研 甘草各等分

上为细末，每服二钱，冷水调下。

卷十三　疮肿门

内托千金散　治脑背痈疽，乳便^①等恶疮。（郑善明御史救人验）

人参　当归　黄芪　芍药　川芎　防风　甘草　瓜蒌　白芷　官桂　桔梗以上各三钱。按：元本"钱"作"分"　金银花三钱

上为㕮咀，每服须秤药七八钱重，水二大盏，煎至七分，入酒半盏，去滓温服。如痛甚者，倍加当归、芍药，或加乳香二钱，日进三服。两服之后，疮口内有黑血出者，或遍身汗出，皆药之功效也。如病势猛恶，须秤药一两，水一大碗煎服。未成脓者自散，已成者不用针砭自透。此药累经功效，不可不传，普救众苦。

搜脓散　疮内有脓，不能自出，如是透深者^②，用纸捻蘸药于疮口内。

白芍药三钱　川芎一两。按：元本"一"作"二"　香白芷一两轻粉三钱

上为细末，疮平者，掺药在上。

生肌散　治疮口不合。

没药一钱　黄丹一钱，火飞过用　赤敛一钱　枯白矾一钱　白胶

---

① 便：当归草堂本作"梗"。

② 如是透深者：当归草堂本作"内疮已深"。

二钱　黄柏一钱　乳香一钱　麝香二钱半

上为细末，先煎葱白盐汤洗净，揾干，敷药末于疮口上。

白芷散　治身上诸般恶疮，及小儿耳、项、头颐疼[1]。

斑蝥五个　蝉壳五个　轻粉一钱　槟榔三个　香白芷　蛇床子　硫黄　樟脑各二钱

上为细末，罗过，却入轻粉，再碾极细，用香油调药搽敷，立效。

桃花散　治诸疮[2]不合，生肌散[3]。（按：元本"散"作"药"）

赤敛炒　白敛炒　黄柏炒，以上各三钱　轻粉一钱

上为细末，用葱白浆洗上药。

拔毒散　敷贴诸般恶疮。

大黄　东墙上土

上为极细末，用无根井花水调搽，如干再搽，经宿即愈。

破棺丹　消丁黄走胤[4]不止。（史相方。按：元本"消"作"治"）

赤芍药　当归各二两　山栀子二两半　甘草　牵牛头末一两半　大黄三两半　牡蛎炮[5]，一两半　金银花一两半　京三棱一两，切片，焙干

上为细末，炼蜜为丸，如弹子大，每服一丸，食前，用童子小便化开服之。病重者服一丸半。忌酒、生硬物。

防风当归散　治诸般疮疖等[6]毒热疮。

防风半两　甘草节半两　赤芍药半两　绵黄芪半两　当归半两

---

① 疼：当归草堂本作"疮"。

② 疮：当归草堂本后有"口"字。

③ 生肌散：当归草堂本无。

④ 胤：当归草堂本作"晕"。

⑤ 炮：当归草堂本作"煅"。

⑥ 等：当归草堂本作"及"。

白芷半两　左缠藤　皂角刺　肉桂阴证用半两，阳证用一钱　大黄阳证用半两，阴证用一钱

上为㕮咀，水四碗，砂瓶内煎至二碗，入好酒一碗，再煎至二碗，放温，作数起服。内皂角刺，左缠藤加众药五倍。

返魂丹　治十三种疔疮。

朱砂　胆矾各一两半　血竭　铜绿　蜗牛各一两，生用　雄黄　白矾枯，各二①两　轻粉　没药　蟾酥各半两　麝香少许

上将九味为末，和捣蜗牛、蟾酥极烂，和药时旋入药为丸，如鸡头大，每服一丸，令病人先嚼葱白三寸，吐在手心内，将药丸裹在葱白内，用热酒一盏吞下，如重车行五里许，有汗出即瘥。如不能嚼葱，研烂，裹药下。曾有一僧，货此药，极有效。予自合救人，累获效验，真妙方也。

青露散　治②背疽一切恶疮，围药不胤开③。

白及　白蔹　白薇　白芷　白鲜皮　朴硝　青黛　黄柏　大黄　天花粉　青露散即芙蓉叶　老龙皮即老松树皮

上件各等分为细末，用生姜自然汁调敷，如干时，再用姜汁润。

吸筒　以慈竹为之，削去青。

五倍子多用　白矾少用些子

上二味和筒煮了收起，用时再于沸汤煮令热，以箸箕④筒，乘热安于患处。

保生锭子　治疔疮。

―――――――

① 二：当归草堂本作"一"。
② 治：当归草堂本此后有"发"字。
③ 围药不胤开：当归草堂本作"围之晕开"。
④ 箕：当归草堂本作"钳"。

金脚信二钱　好雄黄二钱　硇砂三钱　轻粉半厘　麝香一钱
巴豆四十九个，用文武火炮热，去皮壳

上为细末，用黄蜡一两溶开，和药成锭子，水浸少时，取出。用药时旋捏饼子，如钱眼大，将疔疮用羊骨针拨开，安药在疮口内，以膏药贴之，无膏药，面糊贴。

金砂散　治疔疮。

硇砂好者　雄黄好者

上等分研细，将生蜜①就于角盒子内收贮，遇患先用银篦儿挑破疮口，挤出恶血，然后用药一豆大，安入疮口内，用纸花贴即效。毒气入腹②多呕吐欲死者，即服后内托香粉散。

内托香粉散

滴乳半两，另研　真绿豆粉一两

上为细末，煎生甘草汤调三钱，时时饮之，常令灌润胸膈。

瓜蒌散　治便痈等恶疮。

瓜蒌一个，去皮　生姜半两　甘草半两　金银花三钱　牛蒡子
三钱，微炒

上将药不犯铜铁器搥碎，用酒一大升，煎数沸，空心温服，微利为度。

二乌散　治发背蜂窝疔疮便毒等证。

川乌头一个　草乌头一个

上将新瓦一个汲新③水一桶，将川乌头、草乌头并瓦俱浸于水桶内。如无新瓦，于房上取净瓦亦可，候透瓦④，将川乌、

---

① 蜜：当归草堂本此后有"调和"二字。

② 腹：当归草堂本此后有"已"字。

③ 汲新：当归草堂本作"新汲"。

④ 透瓦：当归草堂本作"瓦湿透"。

草乌于涩面，磨药成膏，就磨药手挑药贴于疮口周围，如未有疮口，一漫涂药如三四重纸厚，上用纸条透孔贴盖，如药干，用鸡翎蘸水扫湿，如此不过三。

掺药 治诸疮口脓水不干。

白龙骨二分　寒水石三分　虢丹飞，一分

上为细末，干贴疮①一料，以六分为率。

砂草油 治人食毒物，久患一切恶疮。

鹏②砂四两　甘草四两

上二味，用真香油一斤，于瓷瓶内浸药，遇患，急令患人服油一小盏立效。浸久尤佳。

一浴散 治疥疮热毒，清油调搽。

硫黄　雄黄　汉椒　玄精石　枯白矾各等分　轻粉少许

上欲治疥时，早起空心，饱食干物，勿食饮汤，煎大防风通圣散一贴，入白砂蜜二两，送神芎丸五七十丸，入浴堂内③，令汗出便休，下汤浴，将疥抓破，用前药搽之④，入浴汤内洗，就浴堂内如此搽洗三次，方才出浴，再不须搽药。（按：元本"干食"之"食"作"物"）

臁疮黄蜡膏⑤

槐条　椿皮　桃条　楝条　柳条　荆芥

上件熬汤，不拘时荡洗，用无浆绢帛搵干，用生黄蜡于纸上，量疮大小摊膏药一十个，将十层都拴于疮上，三日一次洗

---

① 干贴疮：当归草堂本作"干掺疮口"。

② 鹏：当归草堂本作"硼"。

③ 内：当归草堂本此后有"洗"字。

④ 之：当归草堂本此后有"再"字。

⑤ 臁疮黄蜡膏：当归草堂本作"腊黄膏治臁疮"。

疮，除去着疮蜡纸，膏药一个不用^①，不候一月，无问年深日近，必然痊可。累曾依方医治，得效验。

治恶疮膏海上方^②

燕窝内外泥粪，俱研极细，罗过，用油调搽。

妙功散　治疥疮。

黄柏　蛇床子　白矾各等分

上为细末，用后药煎油调搽。

清油二两　黄柏　花椒　巴豆数粒　葱三茎　厚朴　枳壳各少许

上件同清油一处，熬数沸滤去滓^③，将妙功散于热油内，更加柏烛一二枝，放冷调搽。

黄连独活散　治背疽，一切恶疮，初发肿甚者，服三四服即消散。

羌活一钱半　独活半钱　防风半钱　藁本一钱半　君黄芩一钱半　黄连五分　知母一钱，酒浸洗　当归身三钱。按：元本"钱"作"分"　生地黄二钱，酒浸^④。按：元本"浸"下有"洗"字　防风梢半钱，酒浸^⑤。按：元本"浸"下有"洗"字　连翘三钱。按：元本"钱"作"分"　黄芪一钱半^⑥　人参半钱　甘草身一钱，一半用根足^⑦，炙　陈皮五分　苏木五分　当归梢五分　桔梗一钱。按：元本"钱"作"分"　泽泻七分　甘草梢五分　黄柏一钱半　汉防己五分

---

① 不用：当归草堂本作"余仍贴"。

② 治恶疮膏海上方：当归草堂本作"海上方治恶疮膏"。

③ 滓：原无，据当归草堂本补。

④ 浸：当归草堂本此下有"洗"字。

⑤ 浸：当归草堂本此下有"洗"字。

⑥ 一钱半：当归草堂本作"一钱"。

⑦ 一半用根足：当归草堂本无。

上为吹咀，只作一服，水一碗，煎至五分，入好酒半盏，临卧服，便将滓煎服之，前后节续①服即瘥。

十全内托散　托里，成脓服之。

人参二两　当归二两　黄芪二两　官桂二两　甘草一两　制厚朴一两　桔梗一两　川芎一两　白芷一两　防风一两

上为吹咀，每服三五钱，水二盏，生姜五片，煎至八分，去滓通口服。

蠡蛸散　治头上疮，俗曰粘疮，绝妙方。

海蠡蛸二钱　白胶香二钱　轻粉五分

上件将海蠡蛸、白胶香同研细，罗过，却入轻粉，再放乳钵内煞②，研极细，敷贴疮时③，先用清油将疮润了，然后将药末干糁疮上④，只一上，甚者二上。

治廉疮方　（按：元本"廉"作"臁"）

好粉，用香油调在碗里，上用艾烧烟熏黄色，要匀抹在疮上，有效。

治疗疮海上方⑤

蝉壳七个，煨⑥为末

上为极细末，用蜜调搽疮口。

剪草散　专治顽癣久不好⑦者。（按：元本"好"作"能愈"）

---

① 节续：当归草堂本作"接"。

② 煞：当归草堂本无。

③ 敷贴疮时：当归草堂本无。

④ 上：当归草堂本此下有"而愈"。

⑤ 治疗疮海上方：当归草堂本作"海上方治疗疮"。

⑥ 煨：当归草堂本作"煅"。

⑦ 好：当归草堂本作"能愈"。

梗树皮八两，杭州多[1]　剪草四两　白及四两　巴豆十四个，连壳碾

上为细末，新汲水调如糊，厚厚敷于癣上，干去之，再敷立效，不须抓破。

治下疳立效散[2]

灯心灰入轻粉、麝香少许，干贴。

立马回疔丹　治疗疮走胤[3]不止。

金脚信五分　蟾酥五分　血竭五分　朱砂五分　轻粉　龙脑麝香三味各一字[4]　没药[5]

上为细末，生草乌头汁为丸[6]，如麦子[7]大，用时将疮顶刺破，将药一粒[8]放疮口内，第二日疮肿为效。（按：元本有"长"字）

黄芪饮子　治一切恶疮。

金银花一两　当归一两　连翘半两　黄芪半两　生甘草三钱大黄三钱　瓜蒌一个　生姜三钱

上件㕮咀，用水一大碗，药一两，浸一宿，慢火熬至稠作生[9]，入好酒一升，再煎三两沸，去滓顿服。（按：元本"熬"作"煎"）

善应膏　治恶疮，痈疽肿疔，发背瘰疬，寒湿气冷刺痛，

---

① 多：原作"夥"，据海外回归本改，当归草堂本作"有"。
② 治下疳立效散：当归草堂本作"立效散治下疳"。
③ 胤：当归草堂本作"晕"。
④ 字：当归草堂本作"分"。
⑤ 没药：当归草堂本后有注"半钱"二字。
⑥ 为丸：当归草堂本作"拌合为锭"。
⑦ 子：当归草堂本此后有"长"字。
⑧ 粒：当归草堂本作"锭"。
⑨ 作生：当归草堂本作"粘"。

皮肤顽麻，手肿，打扑腰骨，闪肭血气，毒气、铁器所伤，杖疮，小儿头疮，蜂、蝎、猪、狗、蛇、虫所伤，汤火漆疮，下注臁疮，妇人吹奶，元桐子大，新水送下二十丸，产前、产后腹刺痛，温酒送三十丸。此药并不得犯荤手，火上熔开，用好纸摊成膏药贴之立效。

黄丹五斤，水飞　乳香二两　没药二两　木鳖子一两　白芷一两　白及一两　白蔹一两　当归一两　官桂一两　杏仁一两　血竭一两　清油五斤　柳枝一斤，三寸长截断　槐条

上件除乳香、没药、血竭、黄丹外，其余药油内浸三日，炭火上成锅内熬令黄色，滤去滓不用，次下黄丹，以新柳条小钱粗，长五六寸，匀搅令黄丹褐色，掇下锅子在地，只管用柳条匀搅，候药烟尽，下乳香、没药、血竭在锅，再搅候冷，倾在瓷器内收顿。修合宜春三月，七月。（按：元本"搅"作"捐"）

治疮肿湿疮方

黄连①生用　轻粉生用　海螵蛸生用　韶粉煅　蛤粉生用　橄榄核烧灰　黄柏皮②以上各等分

上为极细末，干贴立效。

治男下疳疮方

白矾煅过　轻粉　麝香　蛴螬就活压去尿③，焙干。按：元本"尿"作"屎"

上为细末，贴疮，日上三两次，先以口含浆水洗净，揾干用药。

---

① 黄连：当归草堂本作"胡黄连"。
② 皮：当归草堂本无。
③ 尿：当归草堂本作"屎"。

治肾腧恶疮方

鸡内金瓦上焙干　川百药煎各等分　轻粉一钱　胡黄连

上为细末，烧厚朴油调搽之。

治金疮方

黄柏四两，好者，去粗皮　黄连三两，去须净，剉　黄葵花三两，焙干　降真香末一两　槟榔二两，鸡心者佳　白芍药少许。以上六味同研为细末　木鳖子半两　乌贼骨三两，二味同研为末，旋入　真龙骨一两，乳钵旋另研入　密陀僧一两，研细　真血竭一两　麝香二钱，旋入　轻粉一钱　韶粉一两　滴乳二钱，另研，同于乳钵内再细研，旋入黄丹　黄丹三两，水飞过，研

上为一处合和令匀，用好纸包裹令密，勿令透气，候三日方可用，须十分研细为佳。凡遇金刃所伤，血不止者，作急用药干贴，血痛立止。或所伤日久，用葱盐汤洗去恶物拭干，用唾津调药贴，用纸封盖疮口，留一窍出脓水。又被伤血流太多，恐伤断脉络、血筒[1]急，急揵去血，用药干贴之，立止。

万应膏　治一切恶疮及刀斧所伤，蛇咬，狗咬，虫伤，牙痛，心痛，眼痛，腹痛，脚气，骨节疼痛，大人小儿脾[2]癣，悉皆贴之。心痛，丸如梧桐子大，温醋汤送下三十丸，肚痛温酒送三十丸。

当归　芍药　白蔹　白及　白芷　木鳖子　杏仁　轻粉　乳香　黄芪以上各一两　巴豆六钱，去皮　雄黄研，一两　白矾少许　没药一两，研　黄丹二斤　血余三两，净　好油二[3]斤　蓖麻子二百余个

----

① 筒：当归草堂本作"管"。

② 脾：当归草堂本作"癣"。

③ 二：当归草堂本作"三"。

上件先将乳香、没药、黄丹、雄黄、白矾，另研极细外，将余药剉碎，同槐柳条各二两剉碎，蓖麻子二百五十个，去皮研碎，先入油内浸一二日，于铁锅内熬，用槐、柳条各二根，二尺长，不住手搅，微黑色，滴水中不散，捞去粗滓，再用绵滤净，再入锅内熬滚，先下黄丹，次下血余，次下白矾、雄黄，又下乳香、没药，不住手搅至烟尽，微热下轻粉搅匀，倾于水盆内，浸一宿，出尽火毒，于瓷器内盛之，其功效不能尽述。

治发背诸恶疮疼不可忍

用粪缸内底上青泥，取出阴干，为细末，用新水调敷，其痛立止。

治疔疮 危笃者二服即愈，轻者一服即效。（按："即"元本作"立"）

土蜂房—小窠，全 蛇退—条，全

上作一处，器皿中盛，用黄泥封固，火煅存性，碾为细末，每服一钱重，空心，好酒调服，少顷腹中大痛，痛止，其疮已化为黄水，仍服五圣散。

五圣散

大黄—两 生姜—两 瓜蒌—个 皂角针二两 甘草—两
金银花—两

上为㕮咀，用好酒二升，同煎至八分，去滓服，不拘时候。

臁疮药方（监司传此方见效。元本"见"作"贝"，无"效"字）

轻粉—钱 黄连末二钱

上用猪胆一个，针刺七孔，滴下胆汁，盏内调成稠糊，用竹摊满疮口，上用白纸数层盖药，以无糨青绢紧拴住，过十日再换药，如法紧拴。

经验加麒麟乳香膏 治诸疮肿硬疼痛，及脓溃肌肉腐烂，兼治腐肉不退。

南乳香一两 没药半两 松脂五两 天台乌药 木鳖子三钱，
用仁去皮二钱。按：元本"钱"皆作"分" 当归 赤芍药以上各三钱
小油二两 加血竭二钱。按：元本"钱"作"分"

上为九味，除乳香、没药、松脂、血竭等四味外，用前项
小油浸乌药等四味，计五日，慢火同煎数十沸，滤去滓，澄清
一宿，入南乳香等，用柳木蓖子，不住手搅成膏。

替针丸 专治一切瘰疬恶疮。（五歌参政传①）

龙脑三分。按：元本"三"作"二" 麝香五分 轻粉一钱 粉
霜一钱 雄黄一钱，朱色者。按：元本"钱"作"分" 白丁香二钱，
真白。按：元本"钱"作"分" 硇砂五分 金脚信二钱 巴豆十个，
去心膜。按：元本"个"作"斤"

上件为细末，大麦面为丸，如小麦粒大。如用时观疮大小
加减用，如疮破者两丸；如疮小不破者一丸，用砭针破血出尽，
任药后用黄蜡封于针口，如疮肿者不妨，不过三日自消，此方
不可乱传。

遇仙无比丸 专治瘰疬。（五歌参政传②）

白术生 槟榔生 甘草生 牵牛一半生半熟炒 郁李仁汤浸，
去皮 密陀僧 斑蝥糯米炒，去皮足翅，不用米 防风以上各等分

上为末，面糊为丸，如梧桐子大，早晚煎甘草槟榔汤送下，
每服二十丸，至月后，觉腹中微痛，于小便中取下疬子毒物，
有如鱼目状，已破者自合，未破者自消。

透脓散 治诸痈疮及贴骨痈不破者，不用针刀，一服，不
移时自透，累有效验。

---

① 五歌参政传：当归草堂本无。

② 五歌参政传：当归草堂本无。

蛾口茧 用出蛾儿的茧儿

上将茧儿一个，烧灰，用酒调服即透，切不可二个、三个茧儿烧服[1]。若服一个，只一疮口，若服两个三个，即两个三个疮口，切勿轻忽。

治疗瘰疬疮

用干姜不以多少，研为细末，用生姜自然汁打面糊和作剂子[2]，国丹为衣，每日一次，随疮大小入药在内，追出脓尽生肉为度，以疮口合则已，如疮口不敛，用大黄末以葱白汁调搽即愈，乃[3]日服十全内托散二服，如疮肿不破者，用野菊花根捣烂煎酒服之，仍将煎过菊花根为末，敷贴疮上自消，或不消，疮口亦自破[4]。依前用药剂子追脓、生肉、敛口，神效。

十全内托散

人参 去芦　当归 去芦，酒洗浸　黄芪 去芦　川芎　防风 去芦
香白芷　肉桂 不见火　粉草　桔梗 去芦　厚朴 姜制

上件各等分，为㕮咀，每服四钱，用无灰酒二盏，煎至一盏，食后温服，并滓再煎，每服饭后一服，及滓再服，临卧一服，仍煎滓服。

神效回生膏　治痈疽疔毒，远近臁疮，打扑跌折，伤损暗毒发背，刀斧所伤，箭头在肉，蛇蝎所伤，并皆治之，其效如神，年深愈效。（张提学救人累效。按：元本"蝎"作"犬"，"提"作"捉"，"学"作"痉"）

槐　柳　桃　榆　桑　枸杞

---

① 二个、三个茧儿烧服：当归草堂本作"多"。

② 剂子：当归草堂本作"丸"。

③ 乃：当归草堂本作"仍"。

④ 疮口亦自破：当归草堂本作"或疮口已破"。

上将前六味树条嫩者，每件各二十条，每条长二寸，通计一百二十条，剥取嫩皮，用清油三斤，文武火于大砂锅内煎，令嫩皮津液尽为度，将油滤过。

白芷　白及　白蔹　当归　大黄　黄柏　赤芍药　杏仁
蓖麻子以上各一两半车。(按：元本"车"作"重")

上将前药九味剉碎，再于前油内浸透，又用慢火煎焦，去药滓，再用油滤过。(按：元本"于"上有"下"字)

黄丹十二两

上用黄丹十二两重，分作三次，下于油内熬令黑色，将箸觜蘸药油滴水内，不散为度。

血竭　雄黄　乳香　没药以上各五钱　轻粉三钱

上为极细末，放油微温，下前药于油内，以瓦罐①盛之，盖口埋土内三日，去火毒，任意摊贴患处，二日外自觉病退，其效如神。

膏药方（汴梁宝梵院）

川当归去芦　川芎　芍药　黄芪　香白芷　黄芩　黄连
黄柏皮　桑白皮　白及　白蔹　杏仁　藿香　没药各半两　巴
豆一钱　川山甲二两　肉桂五分　白胶　黄蜡各一两

以上十九件，剉为粗末和匀，以好澄清油半斤，连黄蜡、白胶放铁铛内煎溶，却下前药于内，煎令焦黑，滤去滓，再以熟药油入净铛内，却用。(按：元本"黑"下有"便棕皮"三字)

黄丹四两　乳香末五钱　麝香五分，研细

上用前药，逐时挑在油内，不住手以箭幹大杨柳枝搅，火上炼至黑色，时复滴些在冷水盏内，若成珠子不粘手即倾出，

---

① 罐：原作"确"，据海外回归本改。

瓷器内盛之，任意摊用，此方得之方士，凡有疾病用之无不愈者，除灸疮有瘢痕外，其除恶疮贴之，并无瘢迹，修炼之时，须于净室，忌妇人、僧尼、鸡、犬、猫、畜，大有神效。

膏注

当归　附子　川芎　防风　白蔹　升麻去芦　细辛　侧柏　萆薢各剉　甘草　桑白皮　白及　垂柳枝一握　桃仁　黄芪　白芷　僵蚕以上各一两，剉　杏仁一分

上件十八味，并细剉研，以清芝麻油二斤，于新瓷器内浸药一宿，后纳铛中，用文武火炼，候稀稠得所，以绵子滤去药滓，后入药。

雄黄半两，细研　麝香半两，细研　硫黄一分，细研　黄丹五两，研

上下前药入油内再煎，须臾便息，然后入：

黄蜡四两

凝药候稍过，倾入瓷器内盛之，勿令尘污，其药滓可再用清油浸一宿，再煎候稠，入诸药少许为膏用之，小可疮疖只此可疗。上具病状于后。

发背用好酒调两匙，日进两服，外贴三日一换；瘰疬漏疮见骨者贴之；疽疮、风肿、痹癣、肠癣、发鬓、发牙，马坠磕破，一切无名之疮，并皆贴之；（按：元本"鬓"作"鬓"）折伤筋骨，好酒调五分服之；箭入骨，贴之自出；蛇虫毒物咬并贴之；侧产横生，好酒调半两服之；难产，好酒调服立见喜气；妇人血气冲心不可忍者，用生姜自然汁加小便同煎，再下一钱，同调服之；但诸恶疮，不问十年五年不痊者，以盐汤贴之；喉闭含化咽津液下；胎死腹中，温酒调一分服之，收效如神。

卷十四　妇人门

八珍散　治月水不调，脐腹疠[1]痛，全不思食，脏腑怯弱，泄泻，小腹坚痛，时作寒热，此药调畅荣卫，滋养气血，能补虚损。

当归_{去芦}　川芎　熟地黄　白芍药　人参_{去芦}　甘草_炙　茯苓_{去皮}　白术_{以上各一两}

上为㕮咀，每服三钱，水一盏半，生姜五片，枣一枚，煎至七分，去滓，不拘时候，通口服。

沉香散　治妇人一切血气刺痛不可忍者，及男子冷气痛，并皆治之。

沉香　木香　当归　白茯苓　白芍药_{以上各一钱}

上为㕮咀，每服一钱，水三盏，于银石器内，不用铜铁器[2]，文武火煎数沸，入全陈皮一个，又煎十数沸，入好醋一盏，又煎十数沸，入乳香、没药如皂角子大一块，同煎至一盏，去滓，通口服，不拘时候。

白芷散　治妇人难产，能救子母性命。

百草霜_{一两}　香白芷_{半两}

上为细末，每服一钱，水一盏，煎至七分，加童子小便，

---

① 疠：当归草堂本作"疼"。

② 不用铜铁器：当归草堂本无。

稍热服。

斗门散

治妇人经脉逆行，血风攻脑，头目旋闷欲死，忽然倒地不省人事。

喝起草

上取其嫩心，不以多少，阴干为细末，用常酒调服一大盏，不拘时候，其功最大，服之多者，连通顶门。

治妇人吹奶

鼠粪五十粒　麝香一字

上为细末，食后，用热酒一盏调服，立愈。

蒲黄散　治妇人血山崩，累验秘方。

破故纸炒黄　蒲黄炒　千年石灰炒黄

上各等分，为细末，每服三钱，空心，用热酒调服，立止。

又方　治妇人血山崩不止。

妇人油头发半两，烧灰　千针草灰半两

上为细末，每服三钱，淋，火锻秤槌，酒调服。

血竭散　治妇人脐下血积疼痛。

血竭　乳香　没药并别研　水蛭盐炒烟尽　白芍药　当归麝香以上各一钱　虎骨火炙油尽黄，一钱六分

上为极细末，每服三钱，空心，温酒调服。

四制醋附丸　治妇人女人经候不调。

香附子一斤，带毛，分作四份　一份好酒浸七日，一份米醋浸七日，一份小便浸七日，一份盐水浸七日，各焙干。

上为细末，醋糊为丸，如梧桐子大，每服七十丸，空心食前，温酒送下。肥人只依本方服，并无加减，瘦人加泽兰叶、赤茯苓各二两重。

养气丹 在和剂局方，治妇人年未及四十岁天癸断行，每服五丸，空心温酒送下。

芩心丸 治妇人四十九岁以后天癸当住，每月却行或过多不止。

黄芩心枝条者二两重，用米醋浸七日，炙干，又浸又炙，如此七次

上为细末，醋糊为丸，如梧桐子大，每服七十丸，空心，温酒送下，日进二服。

四七汤 治妇人女子小便不顺，甚者阴户疼痛。

半夏一两，汤泡七次 厚朴姜制 赤茯苓各半两。按：元本"半"作"五" 紫苏叶三钱 甘草二钱 香附子五钱

上为㕮咀，分作四服，每服水二盏，生姜五片，煎至七分，去滓，加琥珀末一钱，调服。

治产后血痢

生姜不拘多少，切作小棋子片，以面拌和，捏成毯子，慢火炒令焦黄，研为细末，米饮汤调三钱，空心服。(按：元本"三"作"二")

产后血块腹痛

京芎炒 川当归炒 干地黄洗 芍药以上各半两 蒲黄一分，铫内隔纸炒赤

上同为细末，每服三钱，空心温酒①调服。

产后败血不止

干地黄石器内捣为末，每服二钱，食前热酒调下，连二服。

硇砂散 治胎死腹中不下。

---

① 酒：当归草堂本作"汤"。

硇砂_{细研}　当归各一两

　　上二味，当归极细另研，硇砂为细末，只分作二次服，温酒调下，无时服，如重车行五里，不下，再一服。（按：元本无"次"字）

卷十五　小儿门

褐子丸　治小儿阴阳不和，脏腑怯弱，乳食不消，心腹胀满，呕逆气急，或肠鸣泄泻频并，腹中冷痛，食癥乳癖，疝气痞结，积聚肠胃，或秘或痢，头面浮肿，不思乳食，及疗五种疳气，八种痢疾，肌肉消瘦，气粗腹大，神色昏愦，情意不乐，常服散冷热气，调和脏腑，去疳积，止泻痢，进饮食，生肌肉，悦颜色，功效非常不能尽述。（出《活幼口诀》方。按：元本无"出"以下五字）

萝卜子二两，微炒　陈皮去白，一两　青皮去白，一两　黑牵牛一两半，一半生用一半熟　京三棱一两，炒　蓬莪术一两，炮　胡椒半两　木香一分，不见火

上为细末，水煮面糊为丸，如梧桐子大，每服二三十丸，空心，用萝卜子煎汤，或姜汤送下，看儿大小加减"服之"。（按：元本无"服之"二字）

长生丸　治小儿清上实下，补脾治痰。（出陈文仲方）

木香半两　槟榔三两，不见火　枳壳一两，去瓤，面裹煨　丁香三钱　半夏三钱，姜汤泡七次　全蝎二[①]十个，去毒尖　肉豆蔻三钱　缩砂三钱

---

① 二：当归草堂本作"三"。

上件除肉豆蔻外，七味同为细末，次入豆蔻，再研极细末，用饮和为丸，如粟米大，小儿每服三五十丸，空心，乳汁饮汤送下，服讫，候半时方进乳食，日进三服。吐乳者胃冷，宜服此药；大便酸臭是伤食，乳食不消是脾虚，宜服此药。

一捻金散 治走马牙疳，不能治者。

黄丹飞　白矾飞　青盐飞　草锦烧灰　麝香少许

上各等分，为极细末，先用温盐浆水洗净，无糯帛揾干贴药。

如圣散 治小儿口疮，不能吃乳者。

江子一粒或二粒

上研烂，不去油，入朱砂或黄丹、赤土少许，剃开小儿囟门，贴在囟上，如四边起粟米泡，便用温水洗去药，恐成疮，便用菖蒲水洗便安，其效如神。

十①金散 治小儿脾及②积，其效速。

锦纹大黄不以多少，为细末，用米醋熬成膏子，先用新砖瓦末罗于新醋瓦上③，将大黄倾于瓦上，用伏内日晒夜露，干为末　舶上硫黄官粉以上各等④分

上三味为极细末，每服⑤米饮汤调下，一岁小儿服五分，二三岁服一钱，十岁以下服二钱，十六七岁服五钱，一服即效。如不愈，隔二十日再一服，更不须再服。切忌生冷、湿热、马、驴、猪、鱼、鸡、兔⑥等肉，切要忌口⑦，如不能忌口，枉服此

---

① 十：当归草堂本作"千"。

② 及：当归草堂本无。

③ 先用新砖瓦末罗于新醋瓦上：当归草堂本作"浇于新砖瓦上"。

④ 等：原作"停"。

⑤ 每服：当归草堂本作"每于食后"。

⑥ 兔：当归草堂本无。

⑦ 切要忌口：当归草堂本无。

药。予曾亲手救人，但能忌口者，医好数人。（按：元本"热"作"面"，"数人"下有"食后服"三字）

治小儿炼胤^①疮方

黑驴粪晒干烧灰，清油调搽立效。

治小儿出疮疹，眼内有云翳方

轻粉　黄丹各等分

上为末^②，竹筒吹在耳内，左眼有翳吹右^③耳，右眼有翳吹左^④耳，翳即退。

治小儿丹瘤

绵羊脑子生用　朴硝

上二味，调匀，贴于瘤上，立效。

神效万金丹　治小儿慢惊风、急惊风，十无一失。

朱砂　真轻粉

上二味，不以多少，用青蒿内虫儿取出，于净瓷盏内将朱砂、轻粉以虫汁就成丸，如黄米大，量儿大小加减服之。半岁、一岁小儿服一丸；二岁服二丸，三岁服三丸，乳汁送下。取虫时法，止于七月初五日取蒿虫，则灵验。

磨积丸　专治小儿疳积、泄泻等疾。

京三棱　蓬莪术　陈皮去白　青皮去白　神曲炒　麦芽子炒　川郁金　胡黄连　香附子炒去毛，与三棱、莪术、陈皮、青皮五件一处，用好米醋煮一昼夜，焙干　雷丸白者　史君子肉切焙　芦荟以上各等分

---

① 炼胤：当归草堂本作"冻印"。

② 末：原无，据当归草堂本补。

③ 右：当归草堂本作"左"。

④ 左：当归草堂本作"右"。

上为细末，米醋糊为丸，如豌豆大，每服三十丸，糯米汤送下，茶汤亦可，虚弱加木香，虚极加附子，疳极加癞蛔蚫肉。

万金丹 治小儿急慢惊风，亦曾得效，无如前方效速。

朱砂五钱，别研 麝香二钱半，别研 珍珠钱半 白僵蚕十个，炒 琥珀一钱，明者 全蝎十个，去尾，火炙 脑子另研 犀角镑 干胭脂以上三味不以多少 天南星一钱 钩藤五钱 巴豆五粒，去皮油

上为细末，用薄荷汤打糊后丸如麻子大，一岁小儿服一十八丸，看儿大小加减丸数服之，急惊煎薄荷汤送下，慢惊煎地龙汤送下。

灸小儿脾神法（按：以下旧本缺，今据元本及《类聚》补添）

未灸之前，先于土田地上画个十字，于十字中心先灸一炷，人云不灸天神，不灸地神，只灸脾神，灸毕，然后灸病儿，男左手，女右手，用竹片四五寸长，令小儿搦定拳头，将竹片于中指背下节头为准比至中节尽处，将竹虚折过，再比回一般齐折，折作如此∧样，点腰眼下左右隐然有二坑窝处，将∧此样竹二尖顶一窝穴，中尖落处即腰眼也。如此比定 ，以上尖为腰眼穴，其艾炷验小儿岁大小病势轻重加减，小者如箸头大，大者如小指尖，多者灸四七，少者灸三七，灸毕，男于左脚腕上凸（按：凸恐凹之误）中窝穴内拔出火气，小儿三岁以下灸三炷，五岁之上灸

七炷，灸毕，将竹杖∧如上者通长↓舒直，于病儿心坎上边立直竹片，下边尽出为穴，心坎作如此样心∣穴，亦看小儿大小及病势轻重，轻则灸三炷，重则灸二七。病发者中病也，如不发，可用发疮物令小儿食之即发，即发之后，却令忌口十数日，疮愈则有效验，只在十日半月之间，进饮食，退黄色，

变容颜，取万全之效。吾家之孙赖此法以活，余人愈者亦有之。如欲灸时，若得知穴法人点定尤佳。

白丁香丸　治大人小儿癖积。

白丁香_{雀儿粪也}　黑丁香_{二钱}　木香_{二钱}　密陀僧_{三钱}　硫黄_{二钱}　诃子皮　轻粉_{半钱}

上为细末，每服一钱，用奶汁调服，女儿用男儿奶汁，男儿用女儿奶汁调服，食前，半饥半饱服，日进三服，用枣儿压药，大人用米饮汤空心调服。

治小儿大人热丹疮成片

可取丝茅草叶，将丹疮刮^①破即愈。

治走马牙疳（汴梁大红鞋李提领方）

小遗盆内白屑取下，用瓷罐内盛贮，用泥固济，炭火煅红取出，将白屑细研，入麝香少许，贴于患处。

大黄膏　治小儿大人痹^②癖。

大黄　朴硝_{各等分}

上为细末，同蒜泥和成膏，用绢帛摊成膏药，贴于病处，其脾病^③自软消^④。

---

① 刮：原作"利"。

② 痹：当归草堂本作"痞"。

③ 脾病：当归草堂本作"痞气"。

④ 消：当归草堂本此后有"或用后方"，即白丁香丸。

跋

上元萨谦斋《瑞竹堂经验方》十五卷，世所多传，多属抄本，间有鱼豕之憾，余乡获高氏原刻甚为精好，后与同僚多纪安长（元简）手订抄本，山本宗英（直敬）影抄元版，反复仇勘，更加厘改，爰仿乾隆聚珍之式刻字摆刷凡一百部，未能普布宇内，聊传同人而已，工将竣，偶得乾隆四库书目而阅之，彼邦是书之亡佚者已久，虽仅存于大典，盖亦不过三之一耳，于是喜斯举之不徒，然而是书之可益贵，因录其文于下云。

乾隆《钦定四库全书简明目录》云：《瑞竹堂经验方》五卷，元沙图穆苏撰，（按：沙图穆苏原作萨里弥宝，今改正）原本久佚，今从《永乐大典》录出，其方如八珍散、返魂丹、内托千金散之类，医家至今沿用，惟幼科用药或嫌峻利耳。

宽政乙卯八月法眼侍医兼医学疡科教谕桂川国瑞识

索　引

（按笔画排序）